私の手はなぜ痛いのか、しびれるのか、曲がっているのか

平瀬雄一

GENTOSHA

はじめに

手は私たちの生活には欠かせない器官です。持つ、握る、捻る、掲げる、撫でる、拒む、などなどすべて手を使って行う動作の漢字には「てへん」が付いています。この「てへん」の付く漢字は１３００字以上もあり、身体の部位が付く漢字の中では大変多く、それだけ、私たちは多くの動作を手で行っているということになります。

このように人間の生活に欠くことのできない手は、脳の中でも大変に大きな領域を占めています。カナダの脳神経外科医であったペンフィールドは、てんかん患者の手術の際に切開した脳に電極を当て、脳細胞に電気刺激を加えて患者の反応を観察しました。この実験により、脳のこの部分は手を、この部分は足を、というように、脳は部位別に分担して機能していることがわかりました。そして実験結果を基に作ったものが下のような「ペンフィールドの脳地図」です。

感覚をつかさどる分野でも、運動を行う分野でも、手と口の占める割合が非常に大きいことがわかります。人間は進化の過程で直立歩行が可能となり、2本の手が自由に使えるようになったことで、脳は急速に大きくなりました。そして、今の文明を作り上げました。

中世のヨーロッパでは錬金術師と呼ばれる人たちがホムンクルスという人造人間を作ろうとしたと考えられています。ペンフィール

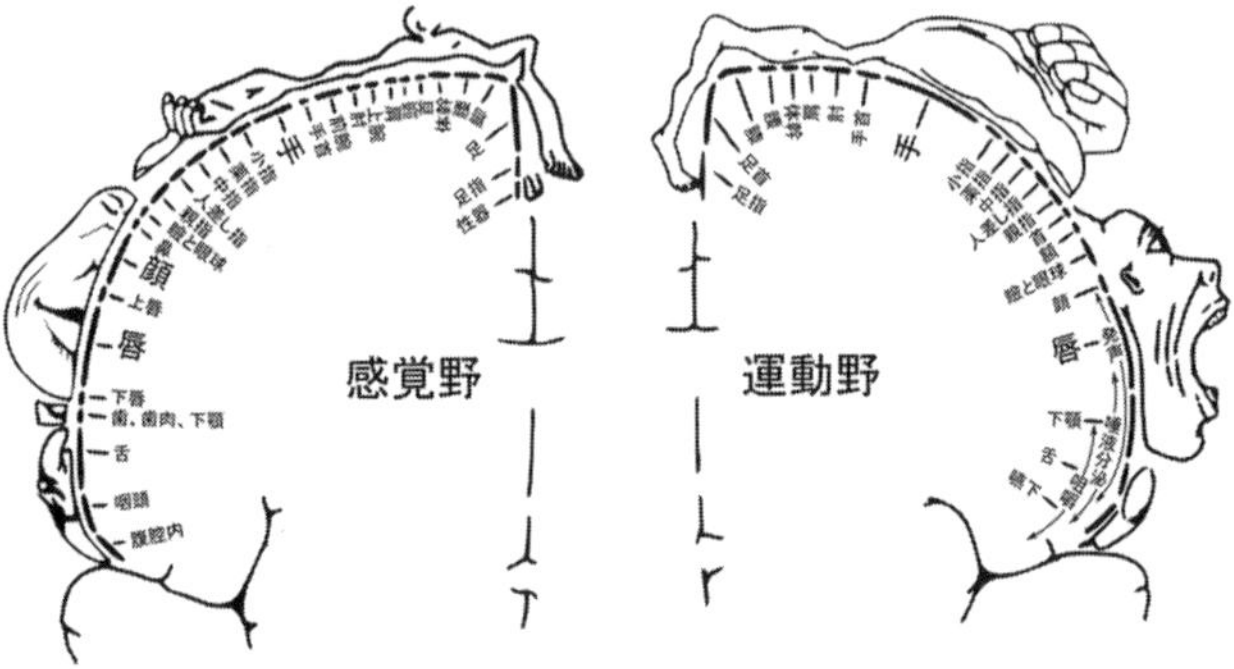

大脳における手の領域（Penfield & Rasmussenより）

ドの脳地図を基に、体の部位の大きさを脳に占める割合に対応させてホムンクルスを作ってみたら……左の写真をごらんください。

口と両手が異常に大きくなっています。つまり、口と手が脳に占める割合がいかに大きいかがわかります。

人間の、他の生物に比べて殊に大きな脳は、この手を動かしあやつるためにかなりの領域を割いているのだとも言えます。

こんなに大事な手が痛かったり、しびれていたり、曲がっていたら、どんなに不自由なことでしょう。手が不自由になったら、どんなに毎日の生活が難しくなるのでしょう。

手が不自由で使えなくなったら、脳も活性化さ

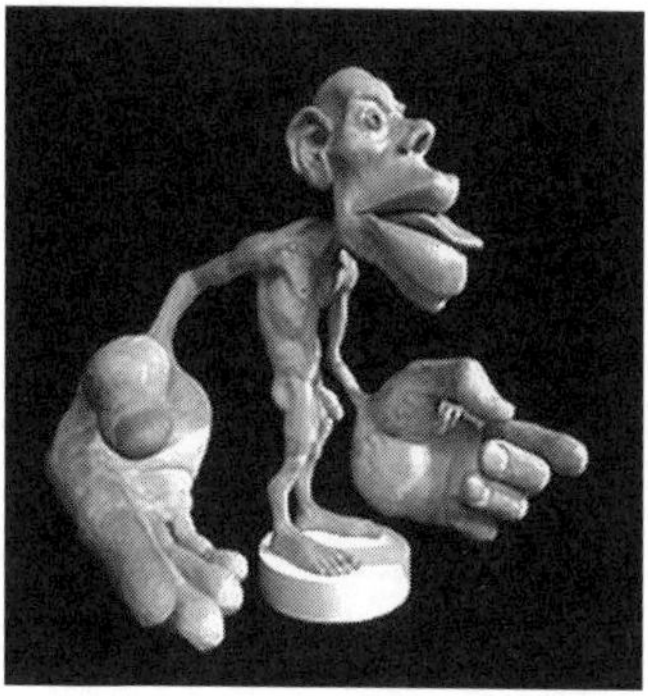

れず、ボケが進んでしまうのでは……、そんな心配も頭をよぎります。

手に不調があると、料理や掃除、洗濯といった家事をするのも大変ですし、かわいいお孫さんを抱くことも愛犬の散歩もできなくなってしまいます。また、ひどく変形した指を人に見せるのが恥ずかしくなり、買い物に行くのもおっくうになってしまいかねません。

手が動かなくなったり、使うと痛かったりするだけでも、生活上の制限がとても大きいことは容易に想像できます。

たとえ痛くなくても、指が曲がっていたり、節くれだったりしていると、実はとても困るのです。

なぜなら、手はいつも裸だからです。

顔は化粧をします。「すっぴんではとても人前に出られません」と多くの女性が言います。ところが、手はいつも裸で、すっぴんで人前にさらしています。

だから、手指が曲がってきたり手の形がおかしいと、ついつい手を隠してしまいます。テーブルの下に隠したり、ポケットに入れたり。お友達とのお茶や旅行も、指が変だから行きたくない、などと考えるようになってしまいます。とくに女性は指の変形を恥ずかしいと思ってしまうのです。

だったら、なんとかしましょう。なぜなら、その指の変形や痛みは治せるのですから。

手外科医　平瀬雄一

私の手はなぜ痛いのか、しびれるのか、曲がっているのか　目次

はじめに・003

1章

手の病気で悩んでいる人はこんなに多い

どうして、私の手は痛いんだろう、しびれるんだろう、曲がってしまったんだろう・016

手の不調で病院に行くと待合室は女性ばかり・022

「使い過ぎ」「年のせい」「治らない」は本当か・024

患者さんが知りたい3つの疑問・026
手の代表的な疾患に共通することは・028

2章
手の病気には女性ホルモンが関係していた

女性ホルモンの働きをちゃんと知っている人は意外に少ない・032
エストロゲンの変化が女性の身体を変化させている・035
更年期っていつ？　更年期症状って何？・037
65歳くらいになると男性の方が女性ホルモンが多い・039
手のこわばりは更年期障害の初期に現れる症状・041
エストロゲンはエストロゲン受容体があってこそ働ける・046
「年のせい」の嘘・052
どんな患者さんが病院に来ているのか・056

変形やしびれはすぐには起きない、徐々に進行している・060
患者さんはいつ病院に来ているのか・063
どうして指の変形を止められなかったのだろう・068
男だって手は痛い・070

3章 手の病気の救世主エクオール

手の病気って私だけ？・074
そういえば、お母さんも手を痛がっていた・076
エクオールという成分が注目され始めた・080
多様な働きを持つエクオール・085
エクオールの手指への影響・087
大豆をたくさん食べればいいの？・090

エクオール検査の勧め・093
手の「痛み」「しびれ」「こわばり」は予防できるのか・096
どのエクオールを選べばいいの？・098

4章 ✤ 手の病気の自己診断と解決法

症状から見た手の病気と自己診断法・102

症状1 手根管症候群・104
手がしびれる／小指はあまりしびれないが、他の指のしびれが強い／朝方、手がしびれて目が覚める／手が痛くてよく眠れない

症状2 肘部管症候群・106
手がしびれる／小指のしびれが強い／小指から肘までしびれや痛みが走る／指が開きにくい／お箸が使いにくくなった

症状3　母指CM関節症・108
ビンの蓋が開けられない／ペットボトルが開けられない／親指の付け根が痛い

症状4　ばね指（腱鞘炎）・110
手がこわばる／指が曲がったまま伸びなくなった／指の第2関節が痛い／掌が痛い

症状5　ドケルバン病・112
親指の付け根から手首にかけて痛い／親指が伸ばせない

症状6　ヘバーデン結節（変形性関節症）・113
指の第1関節が腫れてきて、時々痛い

症状7　ブシャール結節（変形性関節症）・115
指の2番目の関節が腫れて痛い／しっかり手を握れない

症状8　ガングリオン・118
手や指の関節部がふくらんできた／痛くはない

症状9 **マレット指**・120
突き指してから第1関節が伸びなくなった

症状10 **テニス肘**・122
ものを持ち上げたり、タオルを絞ると肘が痛い

症状11 **舟状骨骨折（偽関節）**・124
手をついてから手首が痛い

症状12 **橈骨遠位端骨折**・126
手をついて転んで手首の骨が折れた

症状13 **デュピュイトラン拘縮**・128
掌にしこりができて、指が伸ばしにくくなってきた

症状14 **関節リウマチ**・130
リウマチによる手指の障害

5章 ✤ あなたとよく似た症状の人たちは、こうして病気を治しました

具体例1 両手のしびれと指の関節痛・134
具体例2 両側小指の第1関節痛と両手のこわばり、生理不順、左肩の痛み・137
具体例3 両手のこわばりと痛み・139
具体例4 両側手指の第1・第2関節変形痛・141
具体例5 両手指の関節変形と痛み・144

さいごに
手の病気は手外科医に診てもらおう・147
自分に合った手のお医者さんを探してみよう・149

装幀／石川直美
イラスト／すぎやまえみこ
ＤＴＰ／美創
協力／井手晃子

1章

手の病気で悩んでいる人はこんなに多い

どうして、私の手は痛いんだろう、しびれるんだろう、曲がってしまったんだろう

ケース1 Aさんはここ数年間、両手の指の関節が腫れて痛かったのですが、少しずつ指が曲がってきて、しかもちゃんと握れなくなってしまったのであわてて整形外科の病院へ行きました。

Aさん「先生、最近指が痛くて、よく曲がらなくなってきました」

先生「ああ、これはヘバーデン結節《けっせつ》ですね。ブシャール結節もあるね」

Aさん「どうしてこうなったんでしょうか、治るんでしょうか」

先生「年のせい。使い過ぎもあるね。治療法がないんだな、これは。こういう人はたくさんいてね、あなただけじゃない。今日も外来に何人か来たね」

そんな先生の説明を聞きながら、Aさんは納得できない様子です。

年のせいっていうけど、隣の奥さんや、職場の仲間はなんともない。どうして私だけが、年のせいなんだろう。使い過ぎっていうけど、私は右利きなのに一番痛いのは左手なのはなぜだろう。

ケース2　Bさんは58歳です。ここ何年も手がしびれています。最近は明け方に手が痛くて目が覚めてしまうことが多くなりました。年のせいかな、とあきらめていましたが、28歳の娘も、出産後手がしびれてきたと言い出しました。そこで、二人で病院に行き、両手の感覚を調べる

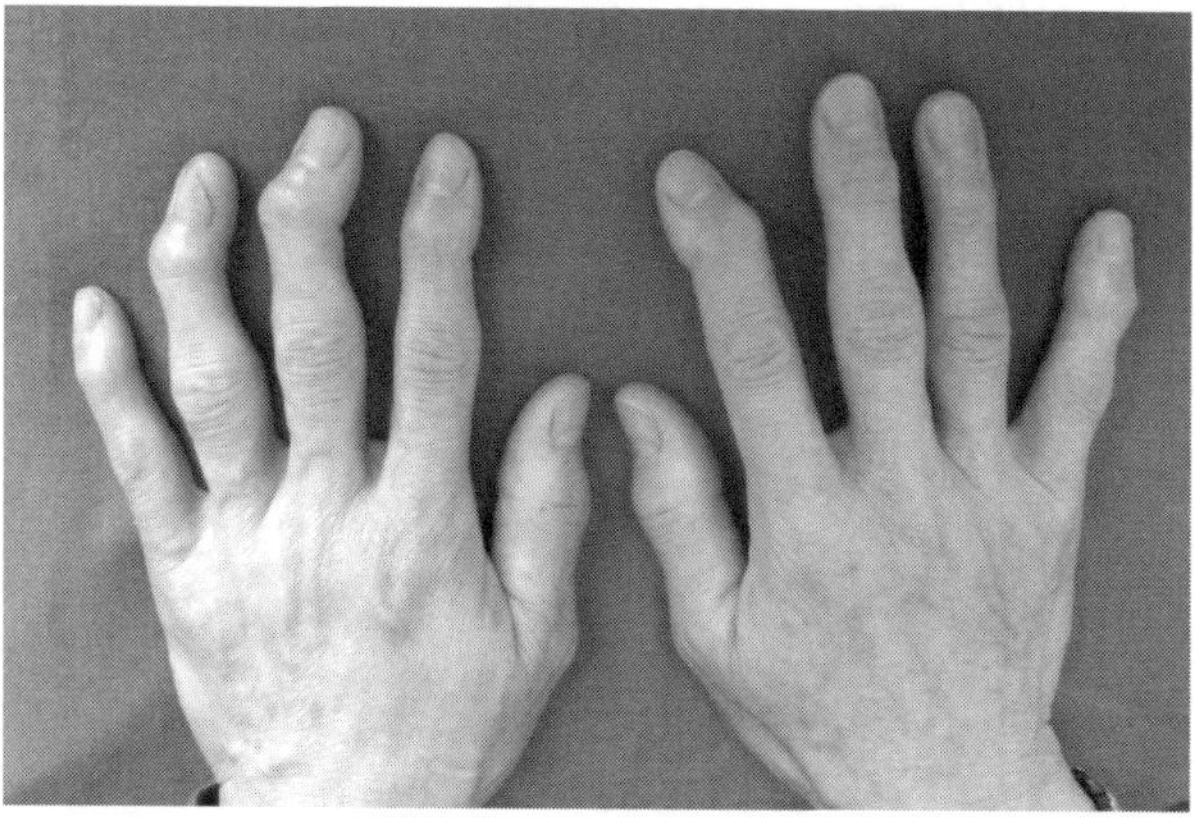

指の変形。左手の方が変形している。

● 手根管症候群の症状 ●

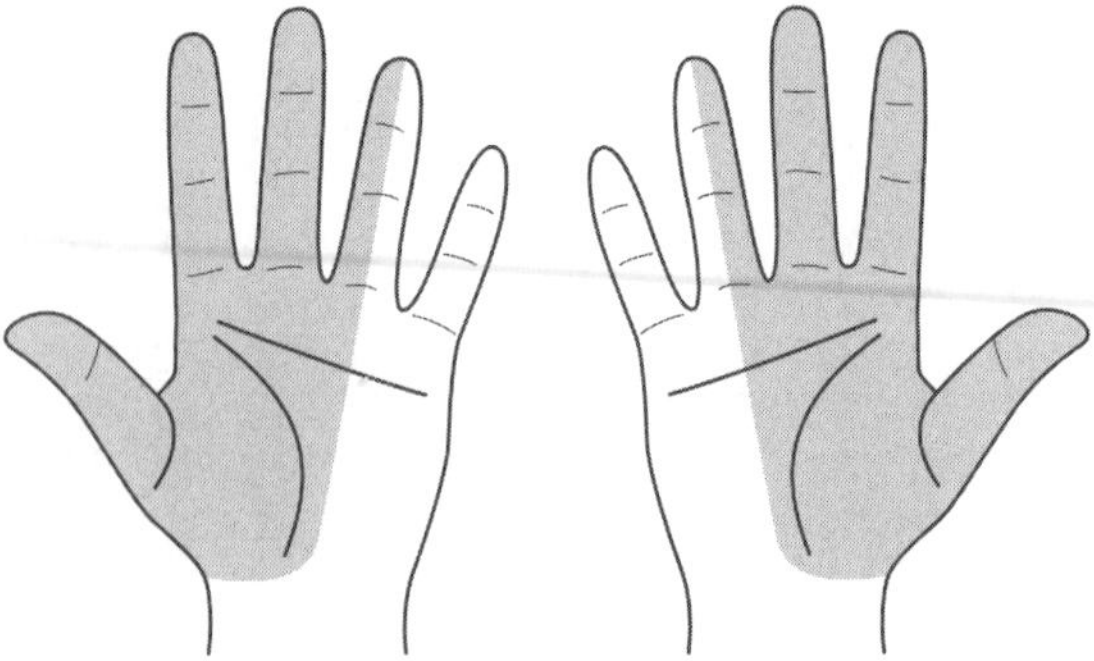

薬指の中央から親指にかけてしびれている。
しびれは日中は気にならないが、夜や明け方にしびれる。

検査を受けたあとに先生の説明を受けました。

先生「お二人とも手根管《しゅこんかん》症候群ですね。小指以外の指がしびれます。

　更年期以降の人と、授乳期の人がなります。安静にして、手を使わないようにしてください。ひどくなると手術になりますから」

　Bさんは思います。**いくら親子とはいえ、30歳も年齢差があるのに同じ病気になるのはなぜだろう。納得がいきません。**

ケース3 Cさんは40歳ですが、最近、原因不明の手の痛みに悩まされています。見た目が変形しているわけでもないのに、なぜか痛くて、しかも痛い場所は動いていきます。先週痛かったところとは違う場所が痛くて、今日も会社を休みました。欠勤の電話を入れると、上司に病院から診断書をもらってくるように言われました。

でも、**病院では正常なので診断書は書けないと言われました。**

このままでは仕事を失うのではないかと、毎日がとても不安です。

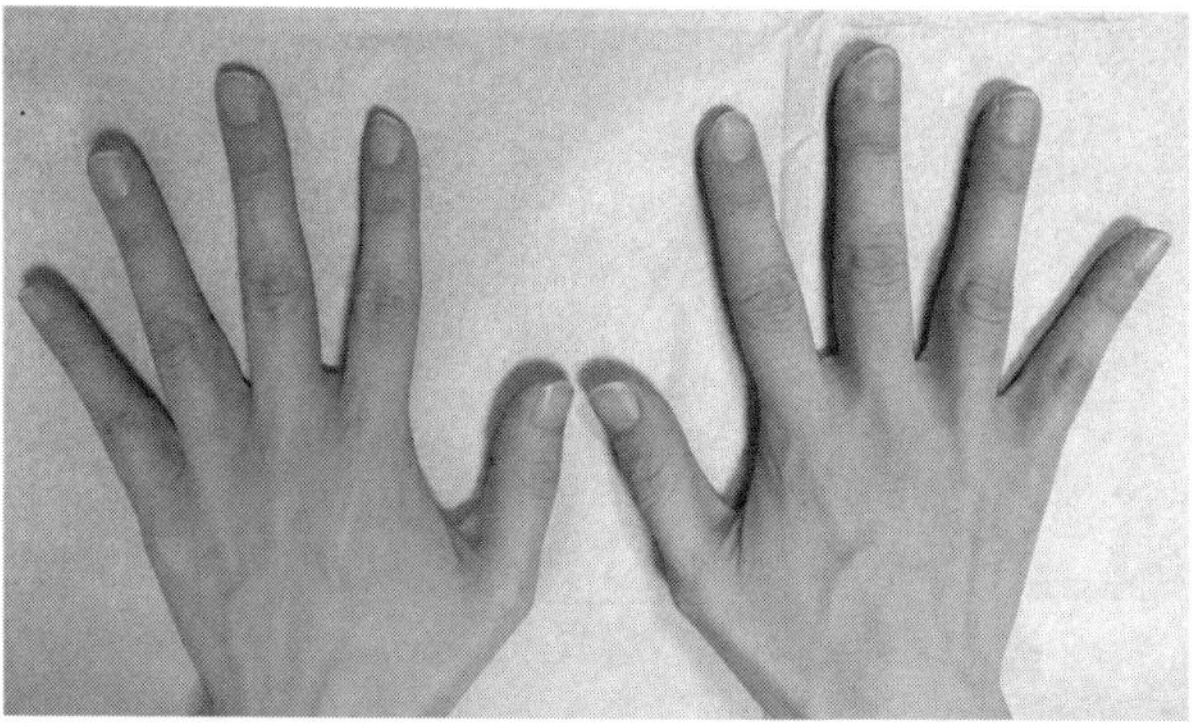

見た目ではどこにも異常が見えないが痛みがある。

ケース4 DさんとEさんは姉妹です。63歳と58歳になります。二人とも指が曲がっていて日常生活で困ることが多くなってきました。

でも二人が心配していることは自分たちの手のことではありません。実は、DさんとEさんのお母さんも指が変形していました。**この病気が自分たちの娘や孫に遺伝しないか心配しています。病院に行きましたが、治らないと言われてしまいました。**

読者の皆さんにはこれらのような経

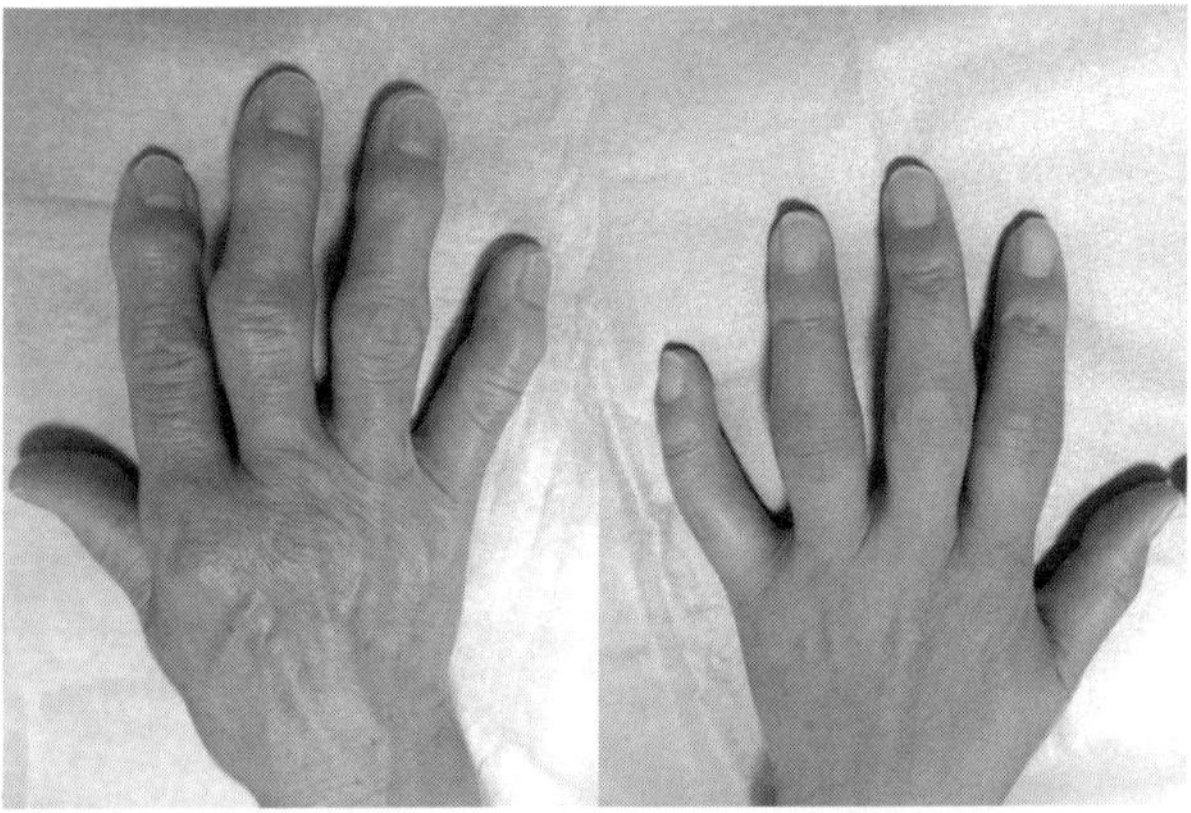

左は63歳の姉の指。かなり曲がってしまっている。右は58歳の妹の指。関節が腫れはじめている。

験はありませんでしたか？　指が痛くて病院に行ったら、**「年のせい」「使い過ぎ」「治らない」**といった説明を受けて途方にくれたことはありませんか？

「どうして、私の手は痛いんだろう、しびれるんだろう、曲がってしまったんだろう」

「お隣の奥さんも、職場の同僚もなっていないのに、どうして、私だけがこんな病気になるんだろう」

　皆さんの手がしびれたり、痛かったり、指が曲がってしまったのは、決して「使い過ぎ」でも、「年のせい」でもありませんし、「治らない」なんてことは絶対にありません。20歳の手に戻ることはないとしても、**今よりずっと使いやすくて痛くない手にする方法はあるのです。**

手の不調で病院に行くと待合室は女性ばかり

手の病気を扱う「手《て》外《げ》科《か》」という専門分野があります。手外科には大きく４つの分野があります。

・外傷……骨折や切断など
・先天異常……生まれつきの障害
・腫瘍……皮膚や骨にできるもの
・変性疾患……年齢と共に出てくるもの

この中で、症例数が圧倒的に多いのが「**変性疾患**」の患者さんです。

「変性疾患」とは、いわゆる腱鞘炎《けんしょうえん》や関節炎、関節の変形などです。症状としては「手がしびれる」「指が痛い」「手や指が変形してきた」「手がこわばる」「うまく動かせない」などです。

そしてこのような症状を訴える患者さんの90％は女性です。そのため、手外科の待合室の多くは女性が占めています。

しかし、こういった症状が出たからといってすぐに「手外科外来」に行く方は少なく、**まずは自宅や職場の近所の整形外科を受診**されます。すると、**そこで言われることは決まっていて、「使い過ぎ」「年のせい」「治らない」、この3つ**なのです。

✤「使い過ぎ」「年のせい」「治らない」は本当か

手の異常に気づいて不安な思いのまま近所の整形外科にかかると、「使い過ぎ」「年のせい」「治らない」と言われます。実はこれは世界中どこに行っても同じ説明を受けます。もちろん、患者さんは納得できません。

手を使い過ぎた記憶はあまりなく、しかも痛いのは左手で、使い過ぎなら右利きの私は右手が痛くならなければおかしい。

同じ職場で同じ仕事をしている仲間は大体同じような年。それなのに手が痛いのは私だけ。年のせいと言われても納得がいきません。

医学はとても発達しており難しいがんなども治るようになってきていて、おかげでわれわれ日本人はますます長寿になったと聞きます。なのに、私の指だけは

「治らない」ってどういうことなんだろう。

「使い過ぎ」「年のせい」「治らない」は本当なのかしら。

患者さんの疑問は深まるばかりです。そして、指の痛みやしびれもひどくなるばかり。最近は寝ていても指の痛みや手のしびれで目が覚めるほど。どうしたらよいかわからない患者さんたちの悲痛な叫びが聞こえてきます。

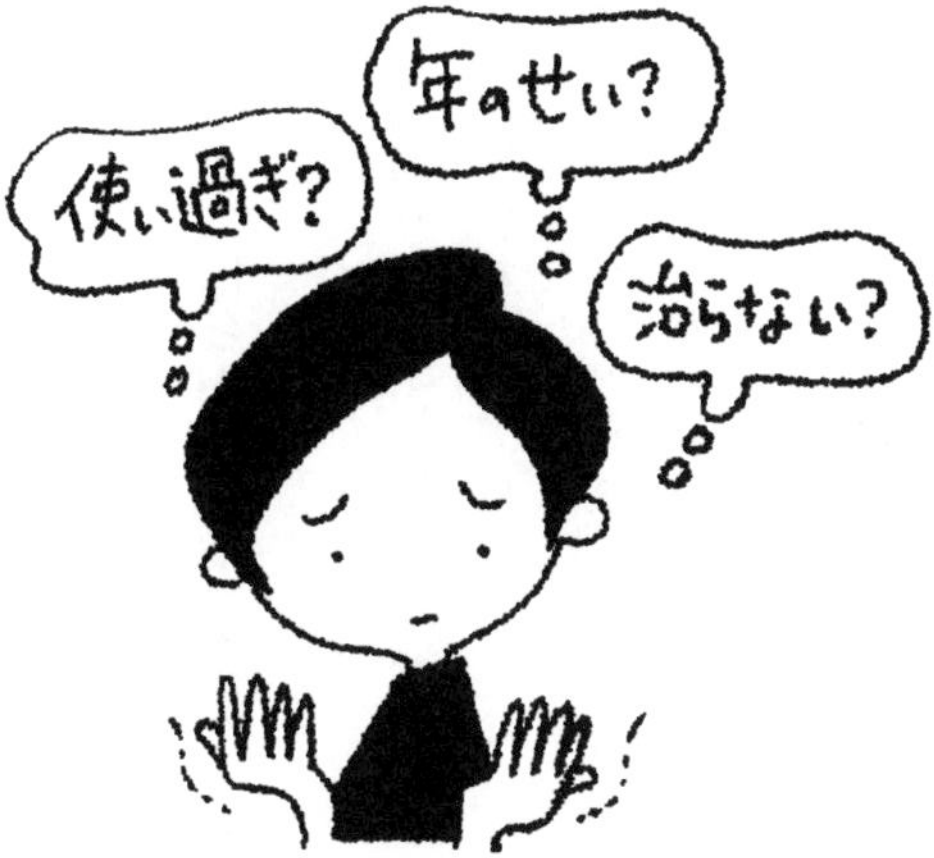

✤ 患者さんが知りたい3つの疑問

最近の研究では、65歳以上の日本人の実に90%以上に何らかの手指の変形があると報告されています。

しかし、この人たちが全員、困っているわけではありません。痛くない人もいますし、自分で病気だと気づいていない人たちもおられます。

しかし、半分くらいの人たちは何らかの異常を手指に感じていて、さらに3分の1以上の人たちは治療を必要とする深刻な状態にあると考えられています。

それなのに、どこの病院に行っても、ただ、「年のせい」「使い過ぎ」「治らない」と言われ、しかも「この痛みには付き合っていくしかない」「そのうち痛みは消えますよ」などとも言われ、そうこうするうちに5年経ったけれど、しびれはよくならないし、痛みも消えない。しかもなんだか変形は進んでいるように思える。そんな方たちがいかに多いことか、驚くばかりです。

そんな患者さんたちが知りたいことは実は3つしかありません。

「どうして私の手はしびれているのか、痛いのか、曲がっているのか」

「どうして私だけが手の病気になるのか」

そして、

「私の手は治るのか」

です。

大丈夫です。今よりはずっと使いやすい手にすることができます。その前に、**いったい何が起きているのか**をご説明しましょう。

手の代表的な疾患に共通することは

変性疾患は数十種類ありますが、日常的な診療で扱うのは次の6つにほぼ限定されます。

腱鞘炎は指の動き（腱の滑走）が障害される病気で、指の曲げ伸ばしが障害される「**ばね指**」と、親指を伸ばすと手首が痛くなる「**ドケルバン病**」があります。

あるいは手がしびれてくる「**手根管症候群**」があります。

関節の変形には、ビンの蓋やペットボトルのキャップが開けられなくなる「**母《ぼ》指《し》CM関節症**」、第1関節の変形が起きる「**ヘバーデン結節**」、第2関節の変形が起きる「**ブシャール結節**」があります。

こういう腱鞘炎や関節の変形が指に起こると、手をしっかり握れなくなります。

これらの代表的な手の病気には共通していることがあります。それは、病気が起きやすい好発年齢です。腱鞘炎や手のしびれは、更年期以降の女性か、産後授乳期の女性に多く見られます。また、関節の痛みは40代後半に多くなり、更年期を過ぎて変形が起きてきます。

手の主な変性疾患が、同じ年齢層に集中するのはなぜでしょうか。妊娠授乳期と更年期は20~30歳くらいの年齢差があります。こんなに年齢に差があ

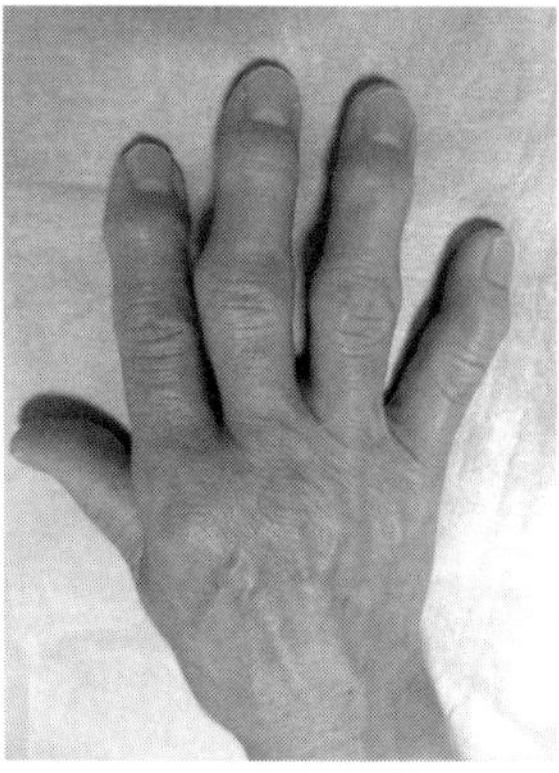

ヘバーデン結節（第1関節の変形）とブシャール結節（第2関節の変形）が見られる。

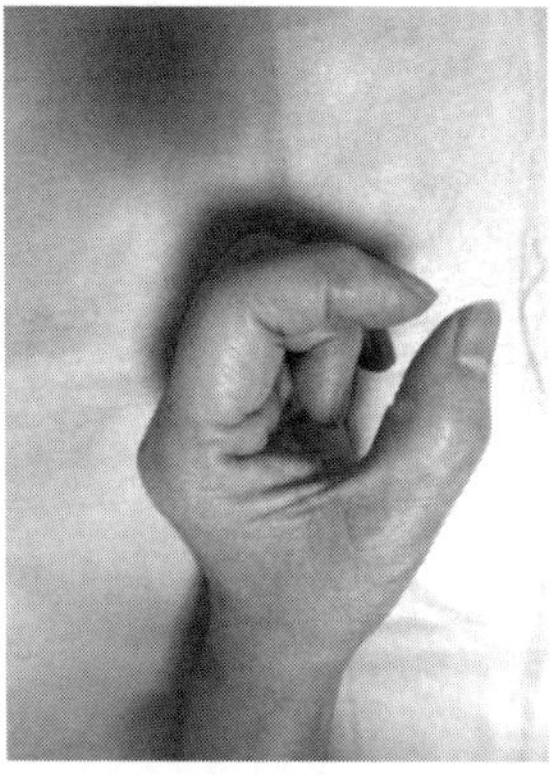

腱鞘炎や関節の変形が指に起こると、手をしっかり握れなくなる。

るのに同じ病気が集中することは普通はありません。ところが、手の病気に限ってはとてもよくあることなのです。では、この2つの年齢層に共通することは何でしょうか。

それは**女性ホルモン、とくにエストロゲン（卵胞ホルモン）と呼ばれるホルモンが減少しているということ**です。そうです、手の不調にはこの女性ホルモンが大きく関わっていたのです。

2章

手の病気には女性ホルモンが関係していた

女性ホルモンの働きをちゃんと知っている人は意外に少ない

女性ホルモンの働きって何なのでしょうか。

女性ホルモンにはエストロゲン（卵胞ホルモン）とプロゲステロン（黄体ホルモン）があります。ホルモンとは、男性ホルモンでも女性ホルモンでも、いわば元気の基となるものです。女性にとってはとくにエストロゲンの存在が非常に大きな役割を持ちます。

髪の毛が増えるのも、お肌を若々しく保つのも、骨を強くするのも、肩こりや腰痛を治すのも、体重をコントロールしているのも、ありとあらゆることがエストロゲンの働きに拠っています。もちろん、妊娠出産に関わる乳腺や卵巣などの

● 生理周期と女性ホルモンの変化 ●

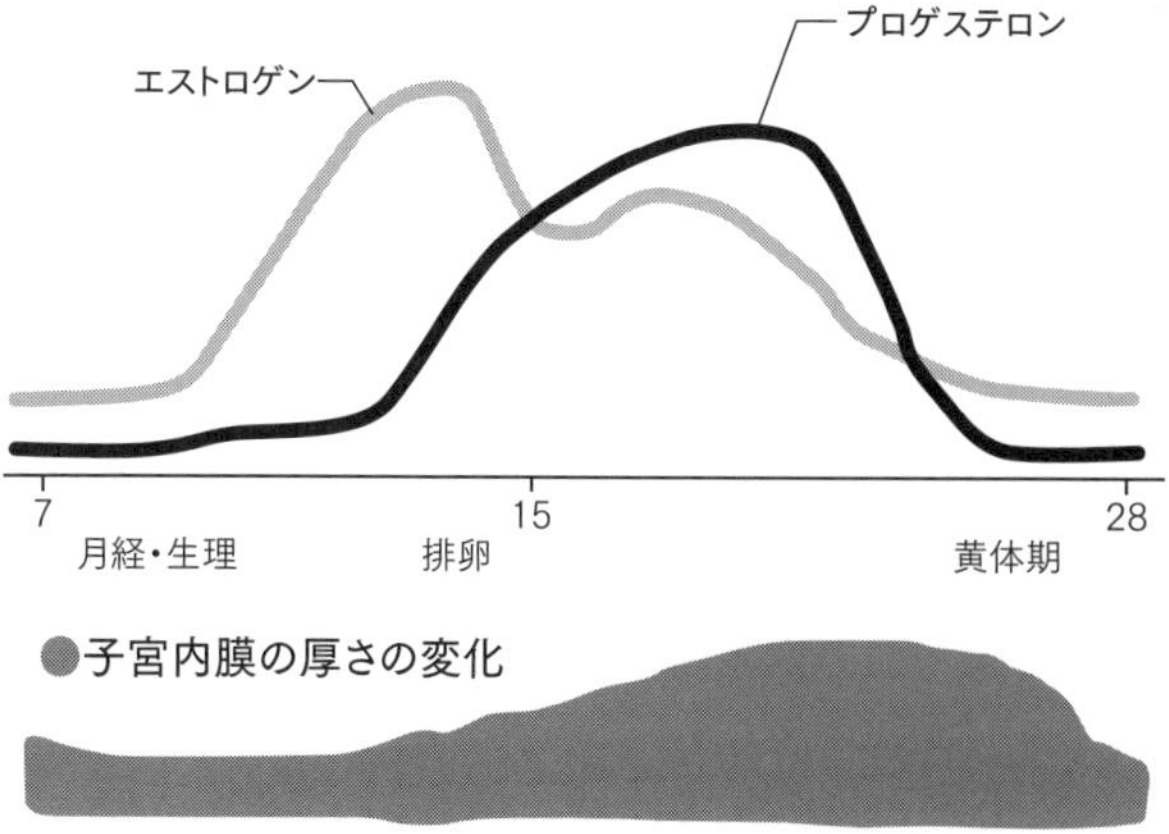

妊娠していないと肥厚していた子宮内膜ははがれ落ち、月経となる。

生殖器の働きもエストロゲンに由来しています。

ここで、1か月の女性ホルモンの周期を見てみましょう。

1か月の周期の前半ではエストロゲンが優位です。エストロゲンが優位の間、子宮内膜は腫れていません。

やがて、排卵が起きます。

排卵が起きると体は赤ちゃんができたかもしれないと考えて、赤ちゃんのためのベッドをふかふかにしようとします。これによって子宮内膜は腫れてきます。この時期にはエストロゲンは減少してプロゲステロン優位となります。

妊娠していれば、この状態が10か月近く続き、出産後も授乳している間はエストロゲンが低いという状態は変わりません。

妊娠していなければ、体は古くなったベッドを捨てようと考えて子宮内膜がはがれて月経が起きます。このサイクルが初潮から閉経まで女性の体では毎月起こっています。そして**女性ホルモンの状態は毎日変化している**のです。

エストロゲンの変化が女性の身体を変化させている

では、女性の生涯におけるエストロゲンの変化を見てみましょう。

エストロゲンは25歳ごろをピークとしてだんだんと減り始めて、50代後半から60代で初潮前の状態に戻ります。60歳を還暦と呼びますが、エストロゲンの変化もまさに「暦が還る」のです。

毎日、毎月、エストロゲンの値は上がったり下がったりを繰り返しながら、次第に減り始めて、閉経後は卵巣の機能が低下して65歳ごろまでにはほぼ一定の状態になります。日本人の閉経の平均年齢は50歳から52歳ごろですが、閉経の前後5年間ずつの計10年間を更年期と呼んでいます。体質が大きく変化する時期でも

エストロゲンの変化と女性の身体の変化

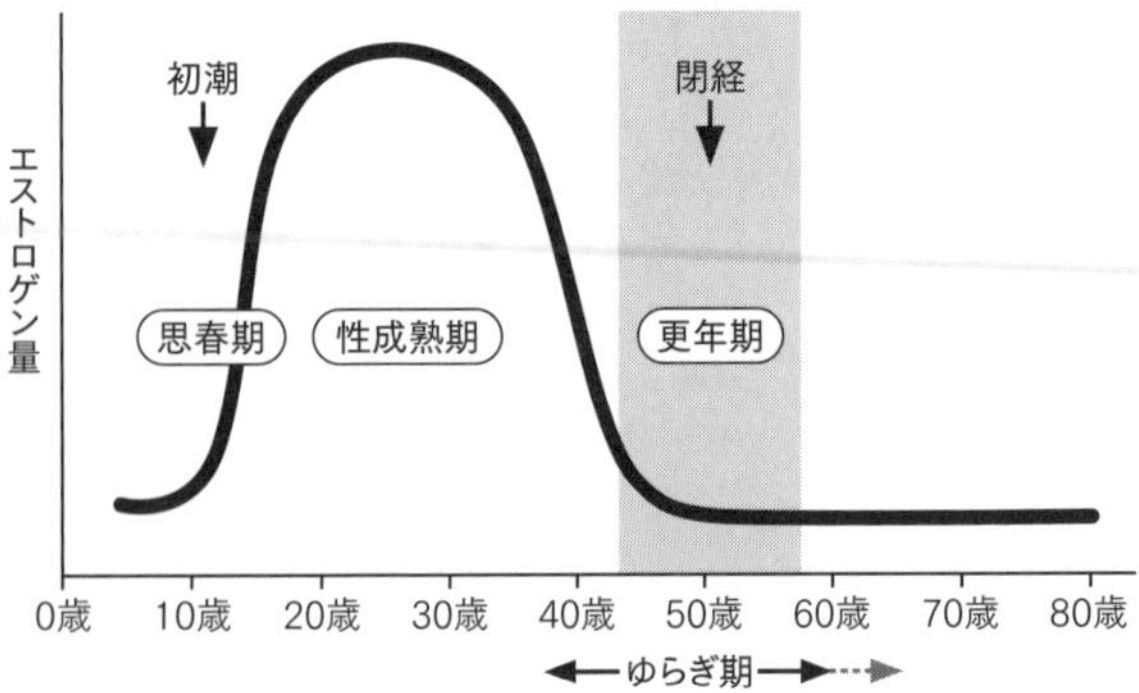

あるので、最近はおもに40～50代を**「ゆらぎ期」**と呼ぶこともあります。**この時期を過ぎるとエストロゲン量は絶対的に低値**となっていきます。

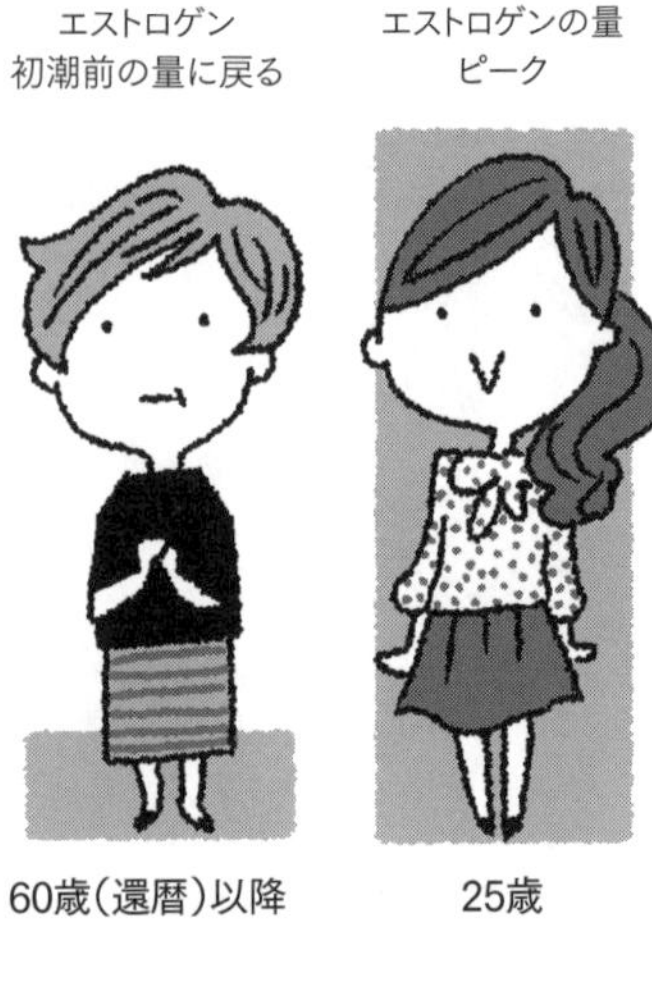

更年期っていつ？　更年期症状って何？

更年期は便宜的に閉経前後5年間ずっと決められているだけですので、ある日を境に急に更年期になったり、更年期を卒業したりするわけではありません。**体質が大きく変化する時期を更年期**と定めているだけなのです。

一般的には更年期は45歳から55歳までを指しますが、実際には、人によってエストロゲンの変化のしかたは全く違い、閉経の時期も違います。ですから、更年期の時期も、症状も異なるのです。

早い人では40歳ぐらいからエストロゲンは減り始めますが、血中のエストロゲン濃度が一定になってくるのは65歳過ぎぐらいで、その時期に10歳ごろ（初潮のころ）とほぼ同じ濃度となり、一定になります。つまり、**40歳過ぎから65歳くら**

いまでは女性ホルモンに由来するいろいろな症状が出てもおかしくないのです。

では、どういう仕組みでこの時期に不調が出やすくなるのかを説明しましょう。

普段は脳の中にある下《か》垂体《すいたい》という部分が司令塔となって全身の管理をしています。この下垂体は卵巣刺激ホルモンというホルモンを出して卵巣に命令をして、血液中のエストロゲン濃度もコントロールしています。

ところが、年齢と共に卵巣の機能が衰えてホルモン分泌量が減ってきます。下垂体はあわてて卵巣刺激ホルモンを出して、卵巣のお尻を叩きます。最初は卵巣も頑張って下垂体の命令に応えているのですが、だんだんと応えられなくなり、月経の間隔が数か月に1回というように不順になります。すると、卵巣が自分の命令に従わなくなって、下垂体はパニックになって自律神経が乱れて体の不調が起こります。そして**全身のあちこちでエストロゲン不足による症状が出てきます。これを更年期症状と呼ぶのです。**

65歳くらいになると男性の方が女性ホルモンが多い

余談ですが、男性にも女性ホルモン（エストロゲン）はあります。男性の女性ホルモンは男性ホルモンから作られますから、男性ホルモンが減り始める60歳ごろからは男性の女性ホルモンも減り始めます。もともとそれほど多くなかったので、男性の変化は非常に少ないのですが、女性の場合は非常に大きく変化するのでいろいろな症状が起きるのです。

そうして、65歳を過ぎると血液中の女性ホ

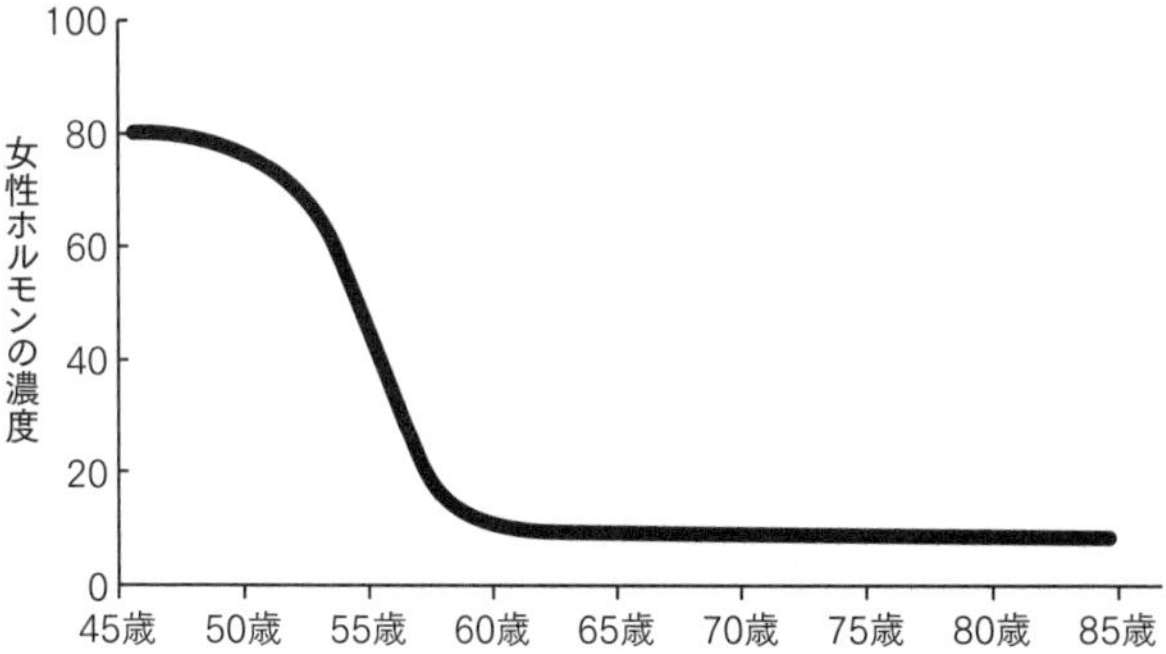

閉経後、女性ホルモンは急激に減る。

ルモンの値はなんと、女性よりも男性の方が多くなってしまいます。

また、女性自身の中でも、女性ホルモンが減ることにより、男性ホルモンの方が多くなってしまいます。

そもそも男性の10倍くらいあった女性ホルモンが更年期以降に1割以下に減るのですから、女性の体に様々な変化が出るであろうことは容易に想像できます。女性の一生は大変なのです。

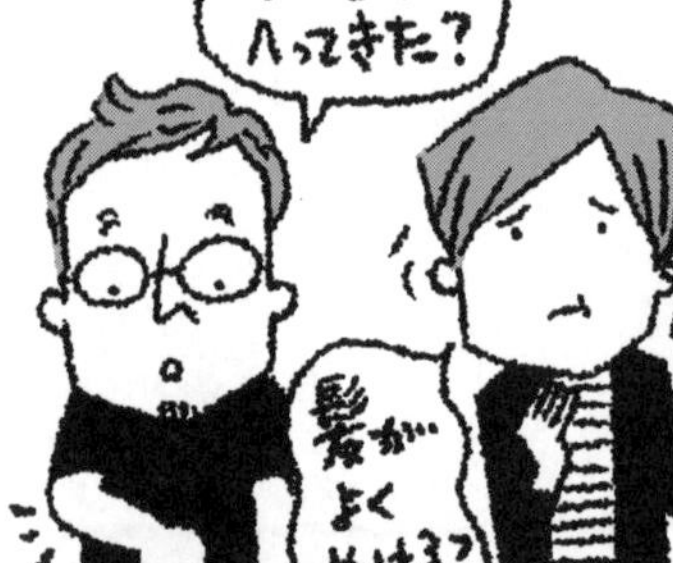

手のこわばりは更年期障害の初期に現れる症状

皆さんは更年期障害と言えば、どんな症状を思い浮かべますか。ほとんどの方が思い浮かべるのが「**ほてり、ホットフラッシュ**」ではないでしょうか。

東京の四谷に「NPO法人 女性の健康とメノポーズ協会」という団体があり、三羽良枝さんという方が中心となり、もう20年以上、更年期などの女性の健康と働き方の啓発とサポートをする活動を続けておられます。ここでは週に2回、更年期の様々な症状に悩む女性の電話相談をしておられ、20年間に5万人以上の方々の相談を受けておられます。

この協会の健康意識質問紙調査のデータをみますと、訴えの一番は「ほてり、ホットフラッシュ」ではありません。2018年時のデータではもっとも多い訴えは、**「肩こり」「腰痛」「不安」「手のこわばり」**なのです。えっ、肩こりや手のこわばりも更年期症状なの？　そんな声が聞こえてきそうですね。そうなのです。更年期症状には実に150以上の症状があります。

のぼせ、ほてり、ホットフラッシュはもちろんのこと、皮膚のシミや皺、脱毛、肩こり、腰痛、不眠・不安、体重増加・骨粗しょう症など更年期症状は多岐にわたっています。そして、**更年期初期に現れる代表的な症状の一つが手のこわばり**なのです。つまり、狭窄性《きょうさくせい》腱鞘炎の症状です。エストロゲンの減少は腱や腱鞘の腫れを引き起こしますので、「手のこわばり」はれっきとした更年期症状なのです。

もっと言えば、更年期以降には食事量が増えたわけでもなく、運動量も変わら

● エストロゲンの減少による諸症状 ●

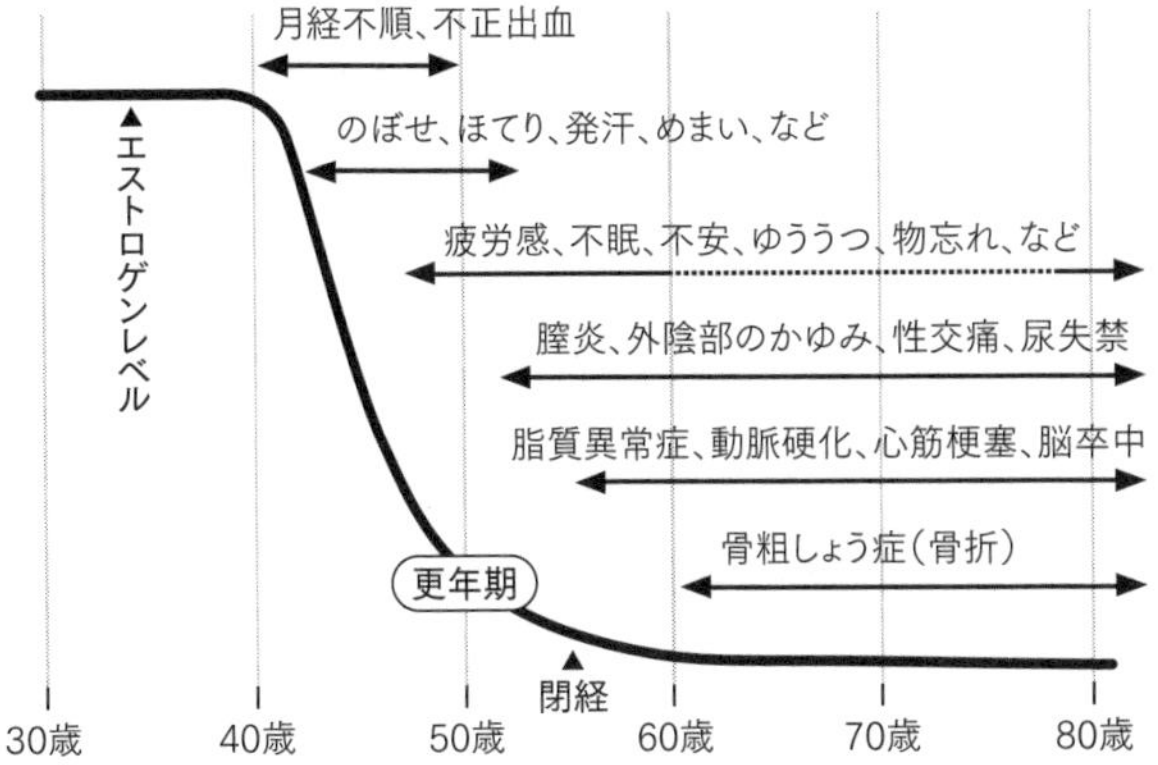

出典：野崎雅裕「更年期と加齢のヘルスケア」〔12(1), 128-132, 2013〕を一部改変

ないのに体重が増えてしまったと言う方が多くいます。これは体が足りないエストロゲンを脂肪から作ろうとして脂肪を取り込むことによります。つまり、**更年期以降の体重増加も更年期症状の一つ**なのです。

さて、手外科を指の変形で訪れる患者さんに私がいつもする質問があります。それは、「あなたに更年期はありましたか？」というものです。

「先生。私の更年期はひどかったんです」と答える方はほとんどおられませ

● 更年期女性が感じている症状（複数回答）●

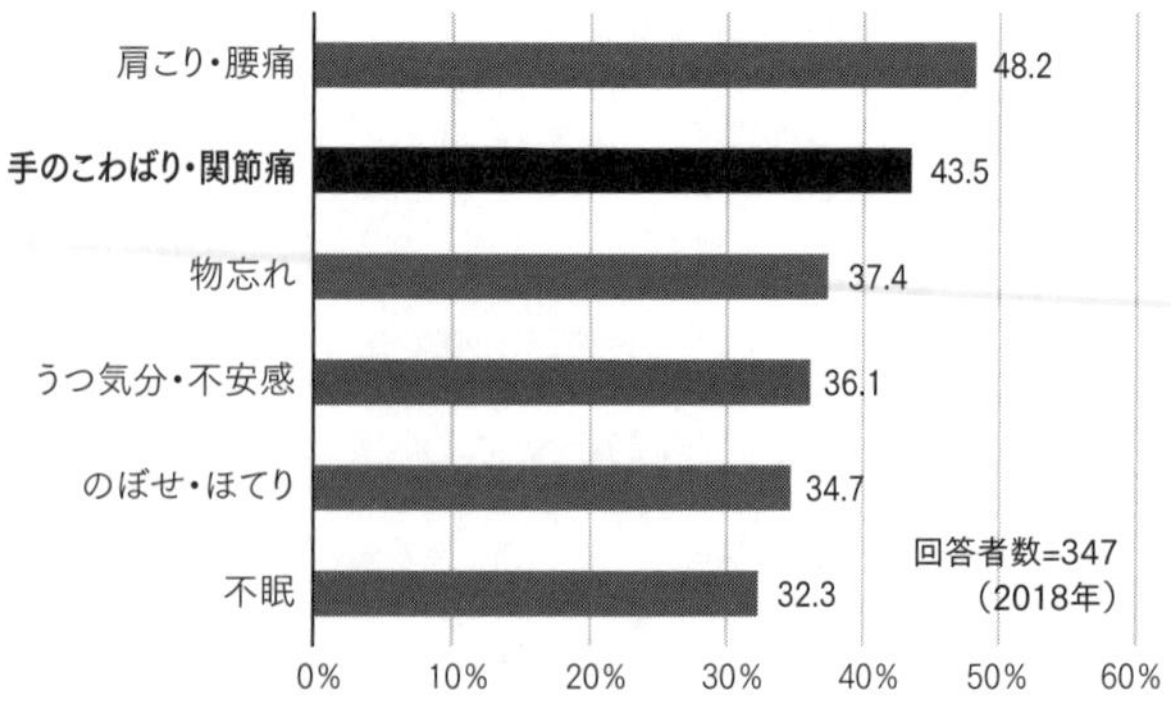

出典：「NPO法人　女性の健康とメノポーズ協会」の質問紙調査より

ん。多くの方は「私には更年期はありませんでした」あるいは「更年期はとても軽く終わりました」と答えられます。

　なぜかと言えば、手のこわばりや痛みが更年期症状だとは誰も思っていないからです。「のぼせ、ほてり、ホットフラッシュ」がなければ自分には更年期はなかったのだと思っているのです。

　残念なことに更年期外来をしておられる婦人科の先生方にも手の不調に目を向けている方は少なく、きちんとしたデータがありません。切実な訴えの実像は民間団体である「ＮＰＯ法人　女性の健康とメノポーズ協会」の電話相談データの中にこそ存在しているのです。

このように**更年期症状に対する患者と医師サイドの両者の認識不足**が、さらなる指の変形を生む原因の一つになっています。

NPO法人　女性の健康とメノポーズ協会

生涯を通した女性の健康づくりとよりよい働き方を推進するために、1996年に発会した。医療・運動・食事・ライフスタイル、ワーク・ライフ・バランスに関する適切な情報発信と啓発・サポート活動を提案型で行っている。

市民、行政、医師・医療機関、企業、マスメディアなどへの働きかけを行うとともに、それぞれをつなぐ架け橋となる活動を続けている。

「メノポーズ」とは英語でMenopause、「更年期」「閉経」という意味。

主な活動は以下。

- **電話相談（毎週火曜・木曜）**
- **「女性の健康検定」及び「女性の健康推進員」「女性の健康経営アドバイザー」認定・養成**
- **メノポーズカフェ
（語り合いの会 毎月第1月曜）**
- **フォーラム・セミナー開催**
- **女性健康教室講演・講師派遣**
- **ウェブ発信・メールマガジン配信**
- **出版物企画・制作**
- **メノポーズエクササイズ講習**
- **健康調査・関連学会で発表**
- **「女性の健康相談対話士」認定・養成**

詳しい情報は「女性の健康とメノポーズ協会」のサイトをご覧ください。

エストロゲンは
エストロゲン受容体があってこそ働ける

エストロゲンの効果はエストロゲン単体では出ません。エストロゲンの効果は、血液中のエストロゲンが体中のあちこちにあるエストロゲン受容体（ＥＲ）と結合することで発揮されます。

では、エストロゲン受容体はどこにあるのでしょうか。

エストロゲン受容体にはαとβの２種類があり、体中の様々な場所に存在しています。

・エストロゲン受容体α……子宮、卵巣、乳腺などの生殖器に多く存在
・エストロゲン受容体β……骨、血管壁、滑膜、甲状腺などに多く存在

● エストロゲン受容体は体中に存在する ●

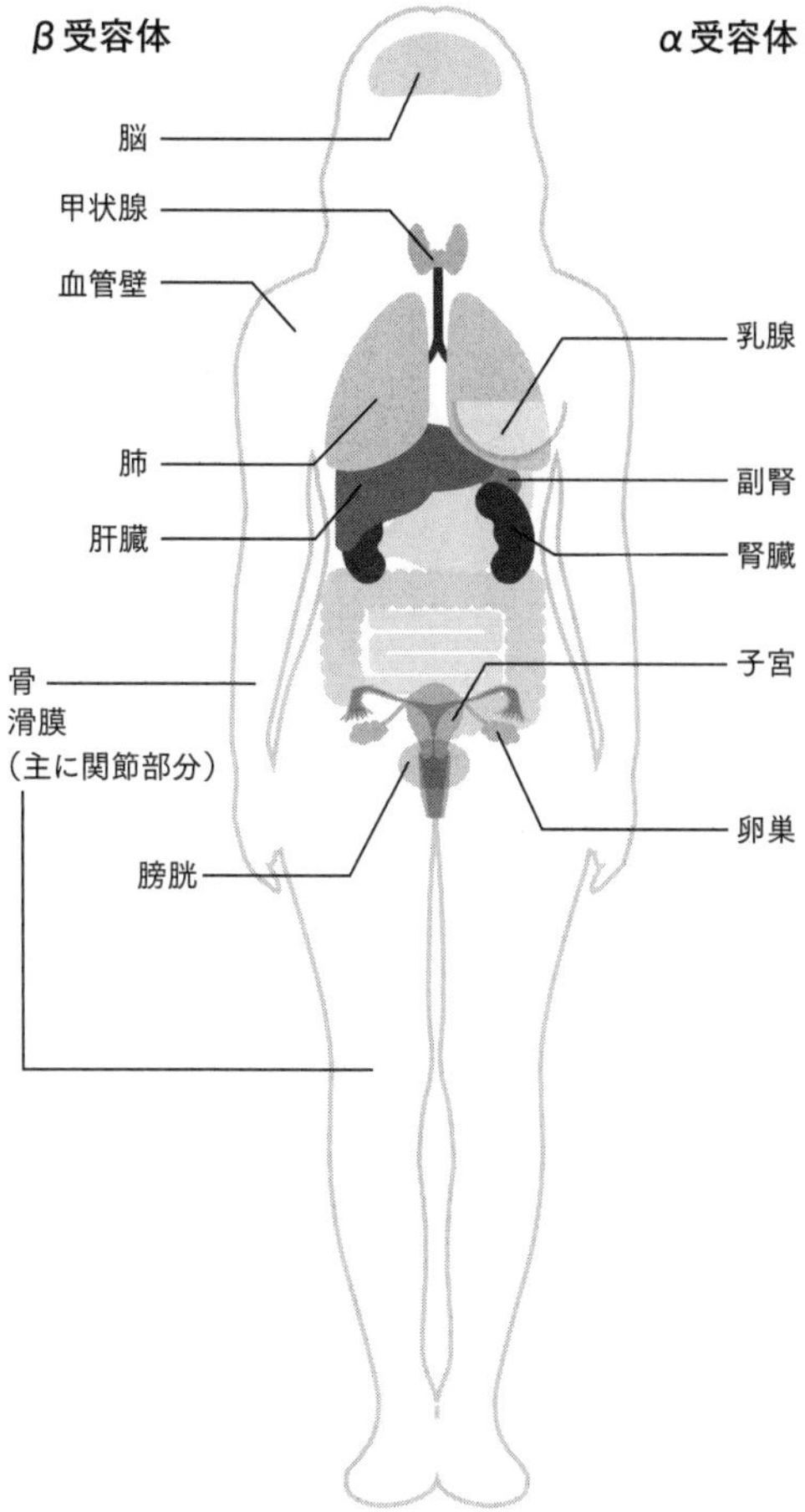

ところが、エストロゲンは年齢と共に減少しますので、エストロゲン受容体はエストロゲンと結合できません。更年期になるとエストロゲン受容体には空席が目立つようになります。

そうすると、体中のあちこちでエストロゲンの影響が出始めます。**エストロゲンがいつまでも多すぎる状態が続けば乳がんや卵巣がん・子宮体がんの発症頻度は高まりますし、急激に減れば骨粗しょう症や皮膚の変化（シミ、皺）、動脈硬化、甲状腺機能低下などを引き起こします。**

甲状腺機能低下症を橋本病と呼びますが、更年期以降によく発症します。「橋本病は甲状腺ホルモンの減少で起こる」というような説明が一般的にされますが、私に言わせればこれは結果であって、原因ではないと思います。**エストロゲンの減少によって甲状腺内のエストロゲン受容体βの活性が落ちる**ために、結果として甲状腺機能が落ちるというのが正解ではないでしょうか。後述するエクオールを服用するとエストロゲン受容体の活性が戻るので甲状腺機能が再びよくなる症例をたびたび経験します。

ここで注目すべきことは、関節周囲や腱・腱鞘周囲に存在する滑膜の変化です。若いころは日中によく手を使って少し腫れても、寝ている間にエストロゲンの効果で腫れは引いて朝にはもとに戻っています。ところが、閉経後はエストロゲンが来てくれなくなりますから関節の腫れは引かず、さらに使い続けることで少しずつ変形を起こします。この関係は雪に

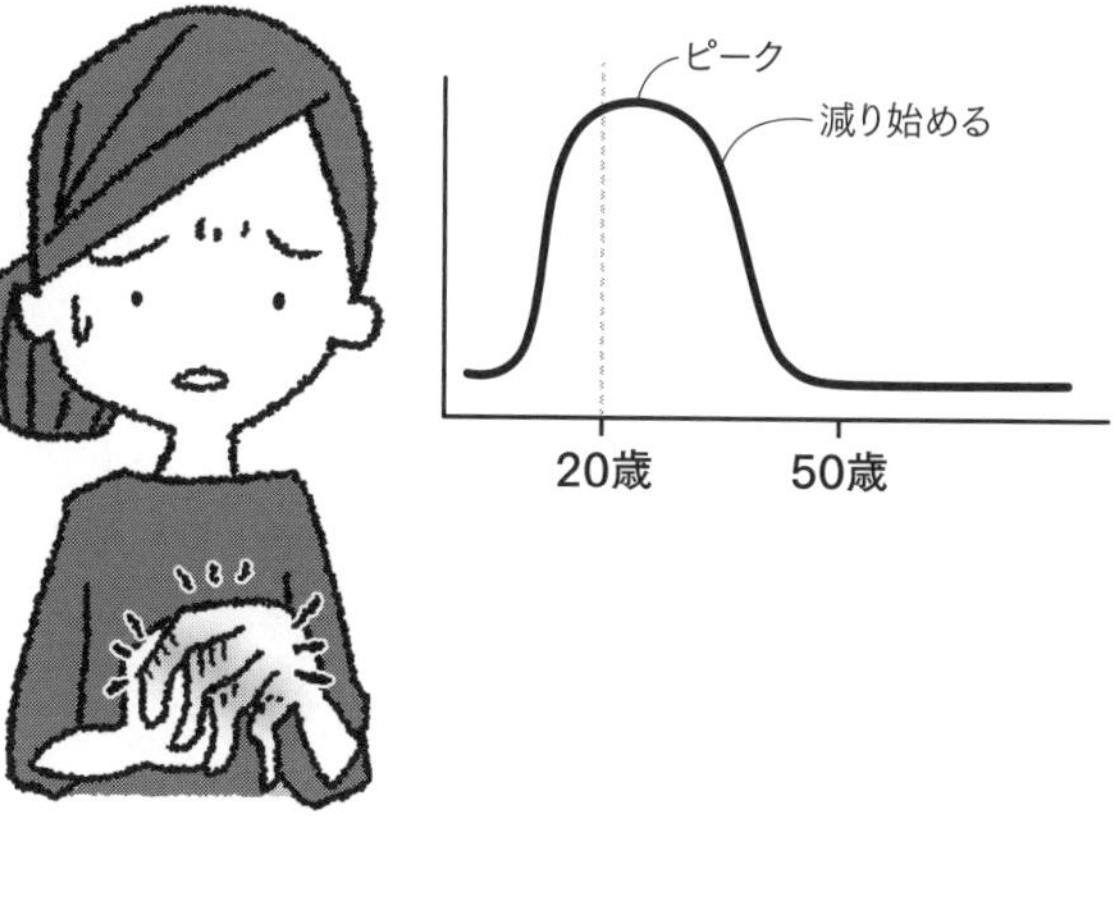

痛みやむくみ、こわばりの原因

更年期前
（40歳前後）

↓

エストロゲンの値が不安定、月経前症候群

閉経期・更年期の患者
（45〜55歳ごろ）

↓

エストロゲンの急激な減少

更年期以降
（55歳以降）

↓

エストロゲンの絶対的な不足

妊娠授乳期

↓

エストロゲン低値

エストロゲンの
急激な変化（減少）が原因

たとえられます。雪は降っても溶けていれば問題はありません。しかし、雪が溶けずに残っているのに、さらに雪が降り続ければ、やがてその重みで屋根が落ちる（関節が変形する）ことになります。

滑膜にはエストロゲン受容体βが多く存在しています。エストロゲンには滑膜の腫れを取るという役目がありますから、エストロゲンの量が減れば滑膜は腫れてくるということになります。前述した子宮内膜の厚みとエストロゲンの関係は、実は滑膜とエストロゲンの関係でも同様であることになります。

女性は月経の前になると体が重くなったり、関節が痛くなったりすることがあります。その症状が重い場合には月経前症候群と診断されホルモン療法が必要となります。**エストロゲンの急激な変化で関節周囲が腫れる**ことが一因です。

「年のせい」の嘘

指の痛みや腫れ・変形を主訴に病院に行くと、「年のせい」という説明を受けます。世界中どこの病院へ行っても同じ説明を受けます。

そもそも、この「年のせい」という考え方はどこから来たのでしょうか。それには理由があります。「年のせい」だという報告が過去に多くあるからです。最近になってもこんな調査報告がありました。Wilderらは2327人の40歳以上の男女を調べて、中指の第2関節に変形がある人たちの年齢別分布を報告しています（グラフ①）。

このグラフを見ると、年齢が進むにつれて人口に占める関節変形の人の割合が

① 中指の第2関節に変形を持つ人たちの割合

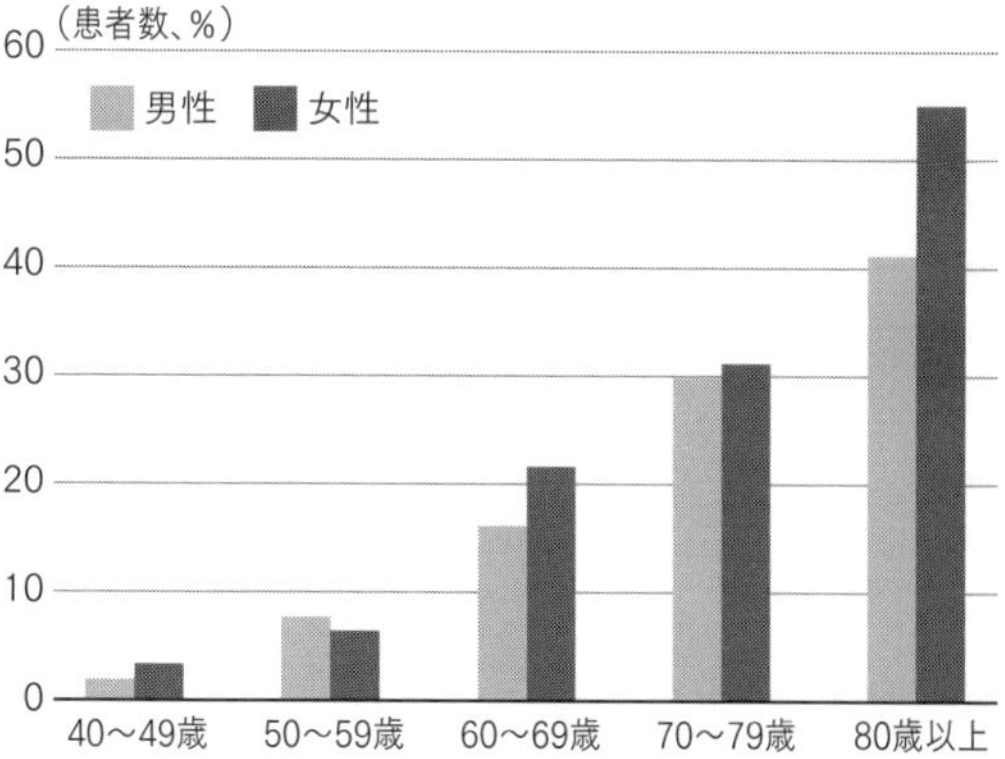

出典：Wilderらの調査結果

増えています。パッと見ると、「年齢が進むほど変形が起こる」と思ってしまいます。しかし、このグラフには大きなトリックがあります。おそらくWilder自身もそのトリックに気づいていません。

このグラフが示しているのは**人口に占める関節変形の人の割合であって、年を取るほどに関節変形が起きるということではありません。**80歳で変形している人は80歳で変形が始まったのではなく、40歳からずっと変形していたのかもしれません。ですから、このグラフから発症年齢を知ることはできません。

② 各年齢層の関節変形の人の実数

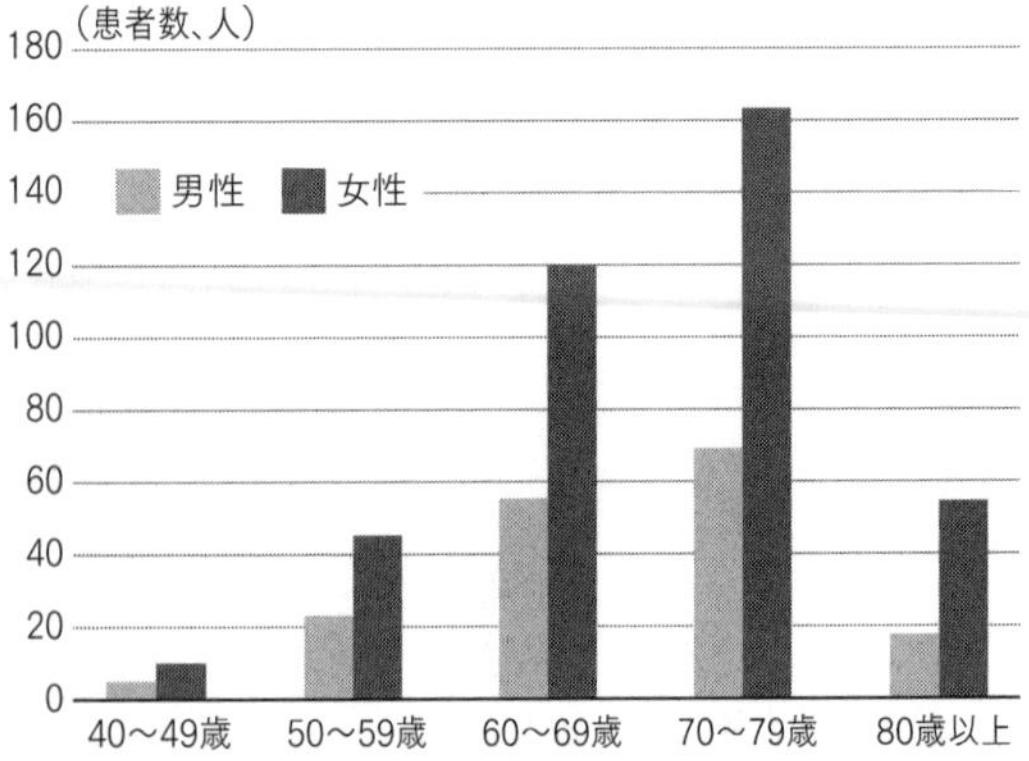

では、どうすれば発症年齢がわかるでしょうか。

まず、各年齢層の人口に罹患率を掛けて、各年齢層の関節変形の人の実数を出します(グラフ②)。

この時点ですでに80代の人に変形がもっとも多いわけではないことがわかります。

さらに、70代の人の数から60代の人の数を引き算すれば、70代で関節変形を発症した人の数がわかります。80代の人の数から70代の人の数を引き算すれば、80代で関節変形を起こした人の数がわかります。こう

③ 関節変形を発症したと推定される年齢

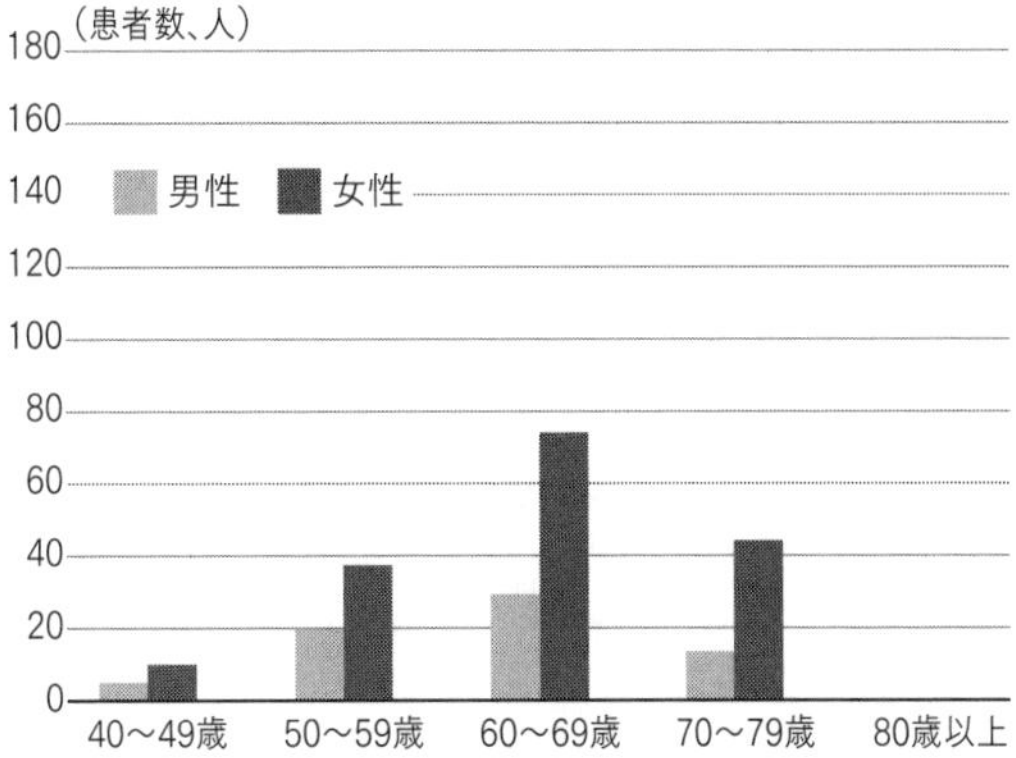

やって計算してできたのがグラフ③です。

なんと、80代で関節の変形を起こした人はいません。**関節の変形がもっとも起きているのは60代**なのです。

Wilderらが示したデータを違う方向から見てみるだけで、全く違った結果が引き出されました。そしてこのデータはわれわれの患者さんの関節変形発症年齢データ（58ページ下のグラフ）と驚くほど似ているのです。つまり、指の変形は「年のせい」で起きているわけではないのです。

どんな患者さんが病院に来ているのか

私の病院では2010年からの3年間で来院された手の病気の患者さんのうち、指の第2関節の痛み・腫れ・変形を訴えられた420名の患者さんのことを調べたことがあります。外傷やリウマチの症例は除いて、指の第2関節の何らかの異常を訴える患者さんたちがどういう人たちで、どういう症状なのかを詳細に調べたのです。

その結果の要旨を箇条書きに並べると以下のようになりました。

(1) 男性は12%、女性は88%で、約9割の患者さんが女性でした。
(2) 年齢分布は50代の前半がもっとも多く、続いて50代後半・60代前半となりました。

女性が圧倒的に多く、発症のピークは50代

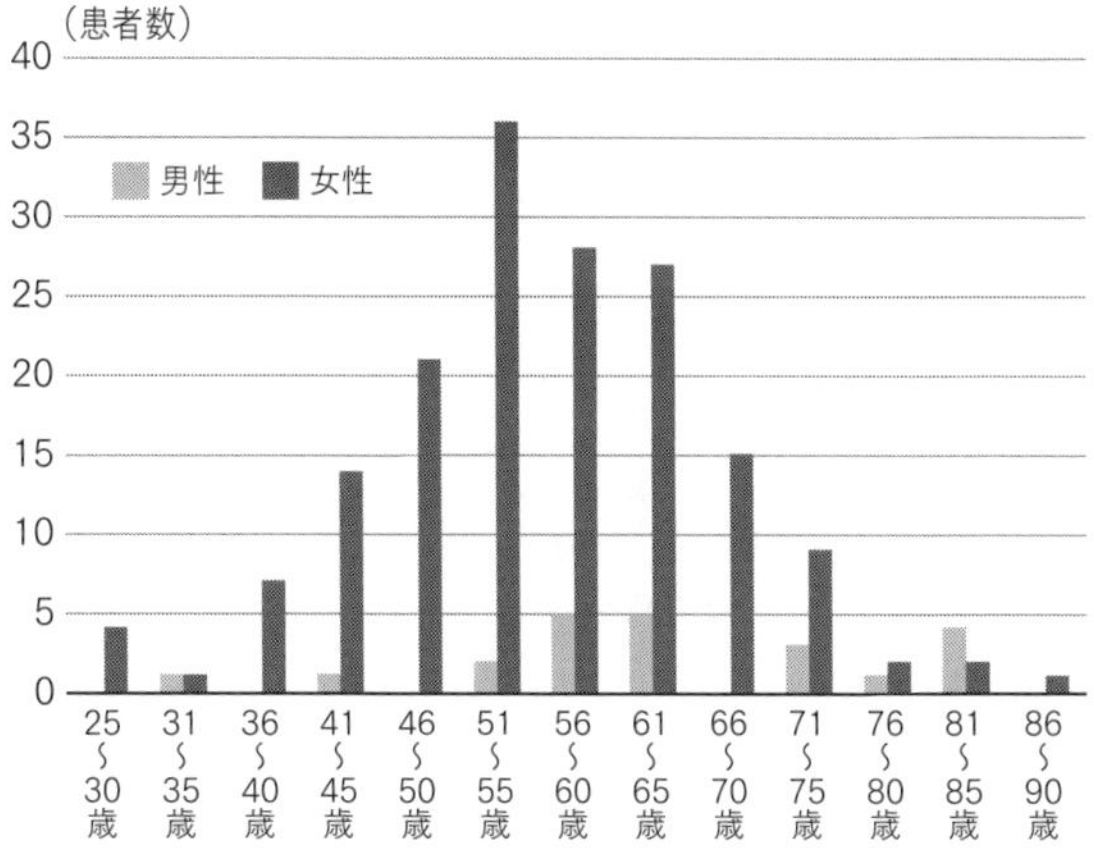

指別罹患数

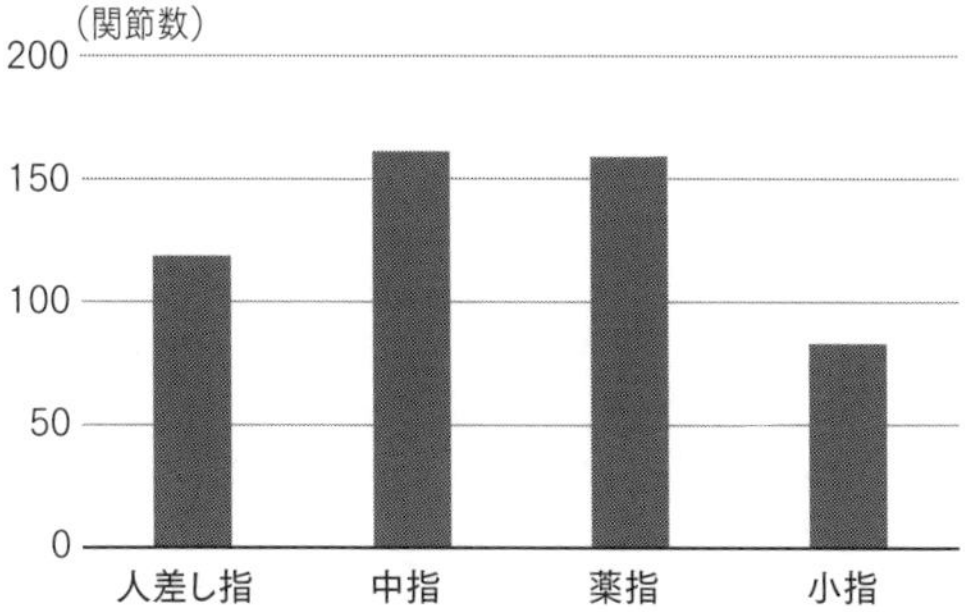

●患者さんの訴えの一番は痛み●

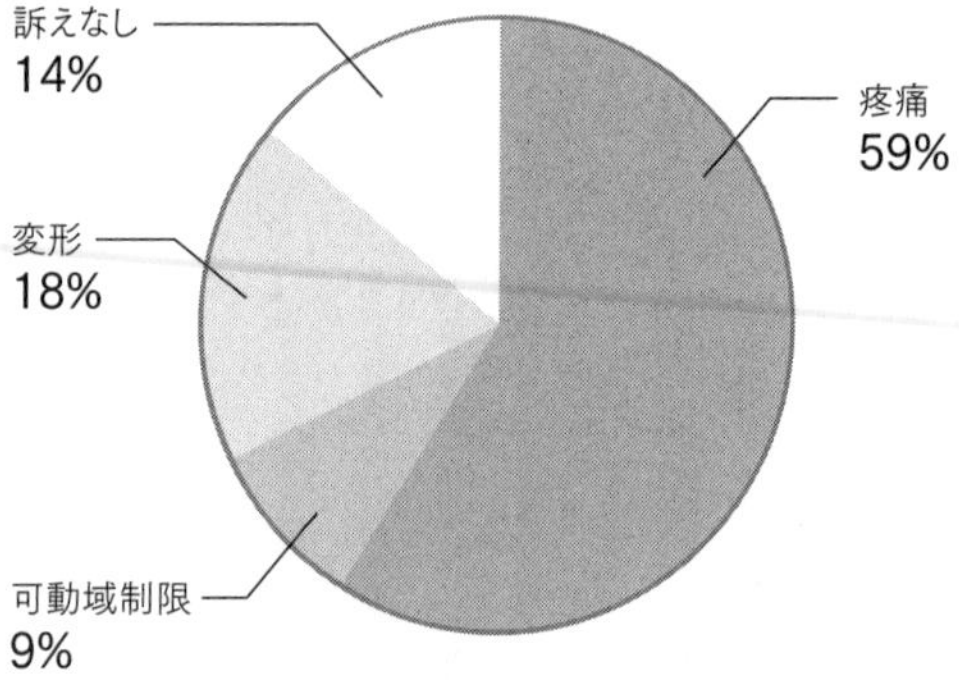

●関節の変形の発症●

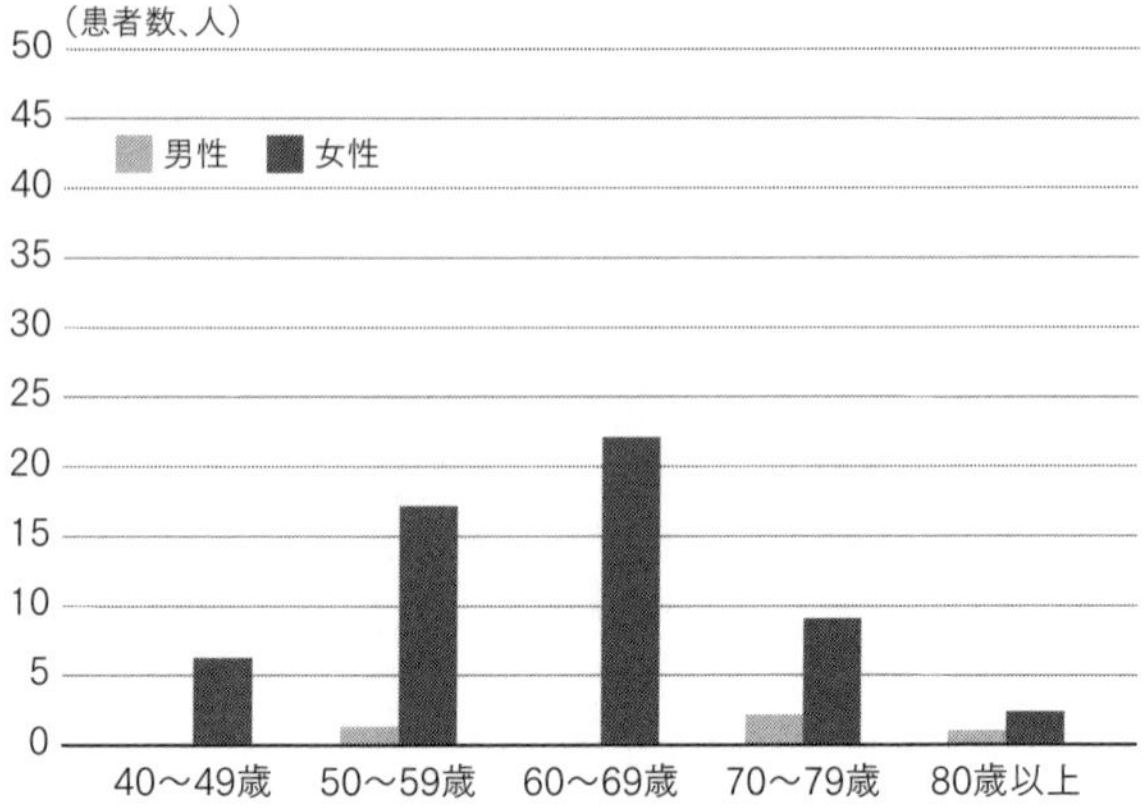

50代後半から60代にかけて関節の変形が現れる。

(3) 約4割の患者さんは両手に症状があり、左右に有意な発症の差は見られませんでした。

(4) 指別では中指と薬指に多い傾向が見られました。

(5) 訴えの一番は関節の痛みでした。変形の度合いはいろいろですが、変形はなく痛みだけの方たちも多くおられました。

(6) すでに関節の変形がレントゲンで確認できる患者さんだけに質問したところ、関節の明らかな変形は50代の後半から60代に入ってから起きていました。また、**最初の指の異変から整形外科での変形の指摘まで7年から10年くらいかかっている**ことがわかりました。

変形やしびれはすぐには起きない、徐々に進行している

患者さんの手には他にも合併症がいろいろありました。代表的なものとしてはヘバーデン結節や母指ＣＭ関節症ですが、ここで注目すべきことは腱鞘炎の患者さんが多くおられたことです。その合併率は実に65％に達していました。過去の研究から日本人の腱鞘炎の発症率は約10％程度であることがわかっていますから、65％という合併率は、際立って高い値と言えます。

しかも、関節の変形の程度が進むほど、合併率は少なく、変形がまだ起きていない患者さんに多く合併していました。

そこで、私は次のような仮説を立てました。

● 合併症が起こることもある ●

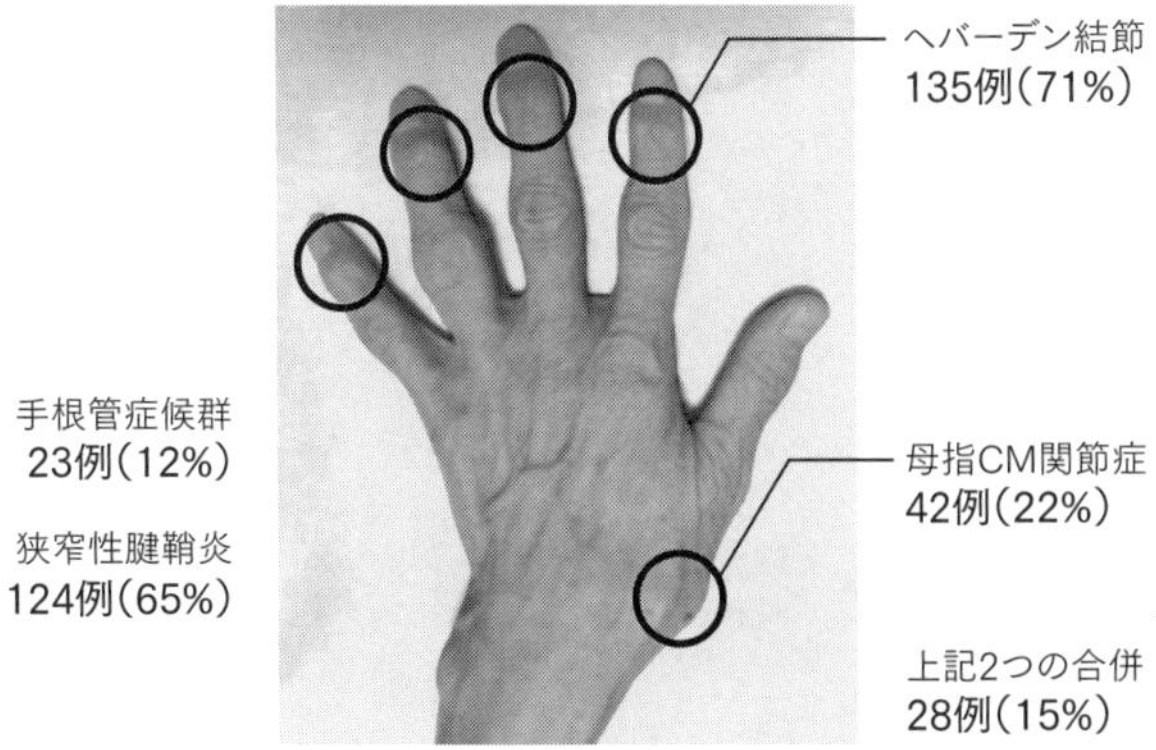

指1本につき、指を曲げる腱（屈筋腱）が2本存在します。第1関節を動かすのは深指屈筋腱、第2関節を動かすのは浅指屈筋腱です。これらの屈筋腱の動きが悪くなる病気を狭窄性腱鞘炎と呼び、とくに掌にある腱鞘（A1腱鞘）で引っかかると「ばね指」と診断します。

この狭窄性腱鞘炎の状態が何らかの理由により長く続くと腱は短縮して第2関節を強く引くようになります。指を伸ばそうとするたびに第2関節は逆に押し付けられ、そのような状態が続くと、やがて第2関節の関節軟骨は削れていって変

● 関節の変化 ●

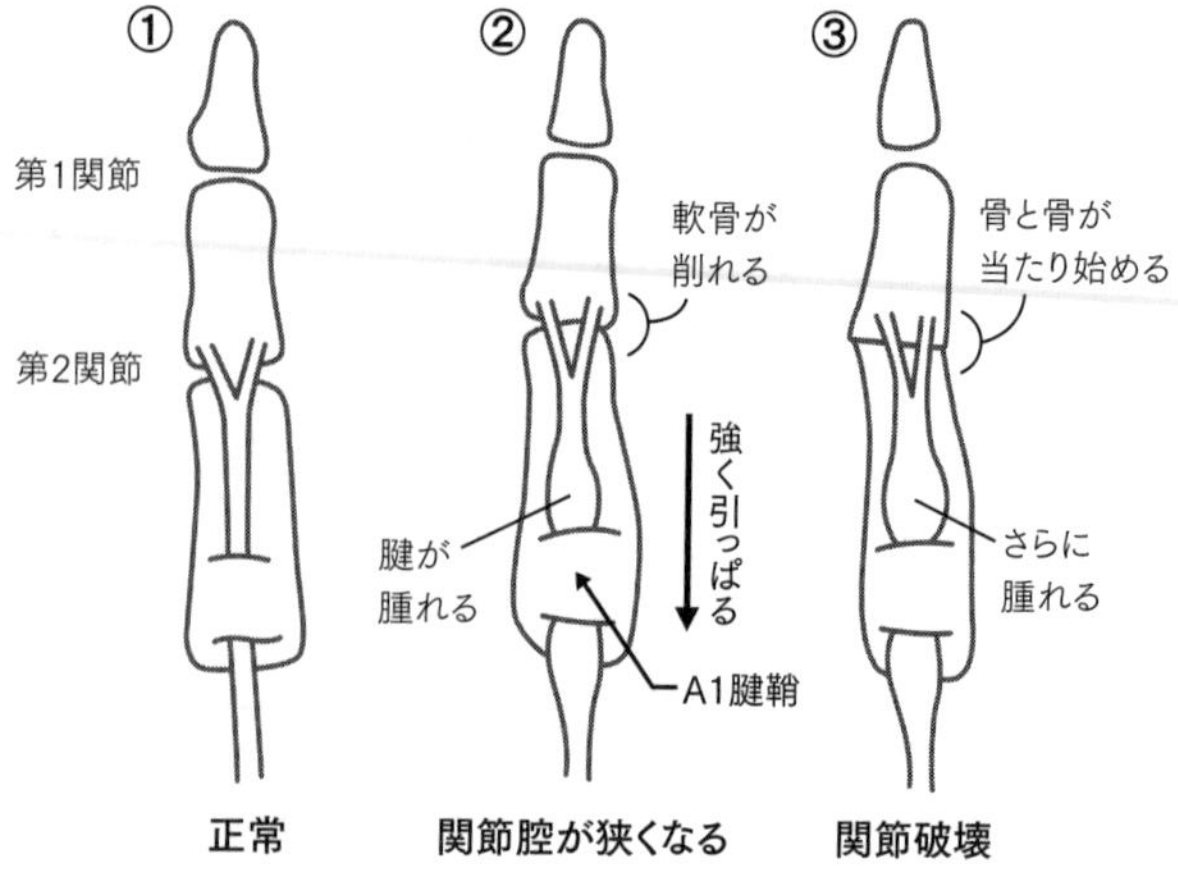

未治療の狭窄性腱鞘炎がブシャール結節に発展するのではないか。

形が起きるのではないか、関節が変形して動かなくなれば、腱も滑走しなくなり腱鞘炎の症状は消えるのではないかというものです。

患者さんはいつ病院に来ているのか

また、来院患者の年齢分布は、エストロゲンの減少傾向と相関があるのではないかと考えました。

女性に多く、利き手かどうかにかかわらず症状が発現して、初発症状は50代に出やすいという特徴があり、これは更年期の時期と一致します。つまりエストロゲンの急激な減少が狭窄性腱鞘炎を引き起こし、その状態が長く続くことで関節の変形も起きるのではないかと考えたのです。この仮説はのちに様々な角度から検証され、私はより確信を深めたのでした。

更年期になり、エストロゲンが減ってきます。エストロゲン受容体βには空席

手の不調で受診した患者の年齢分布とエストロゲンの分泌量の変化

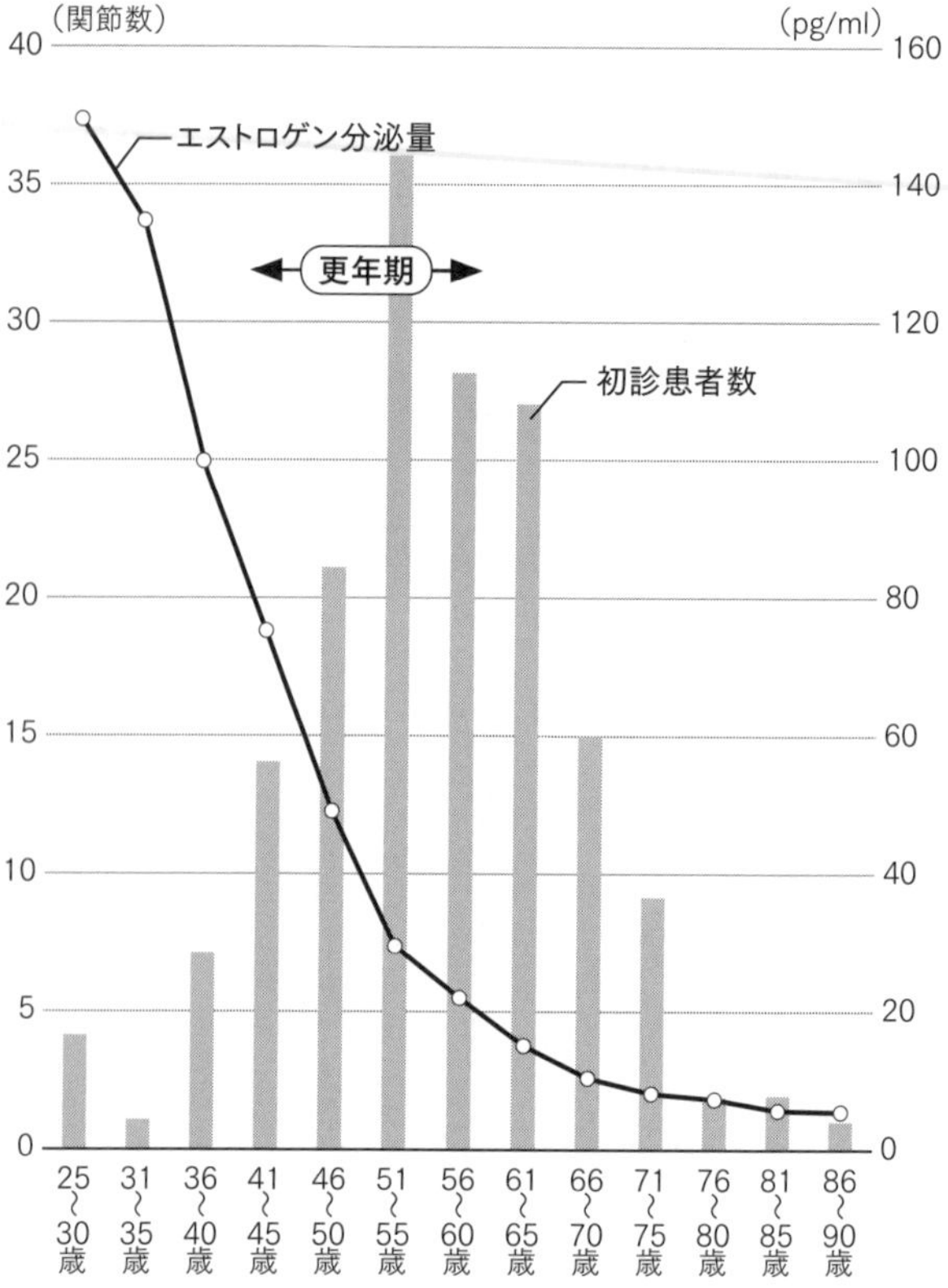

エストロゲンの急激な変動と更年期の時期が重なる。

● 手外科疾患と女性ホルモンの関係 ●

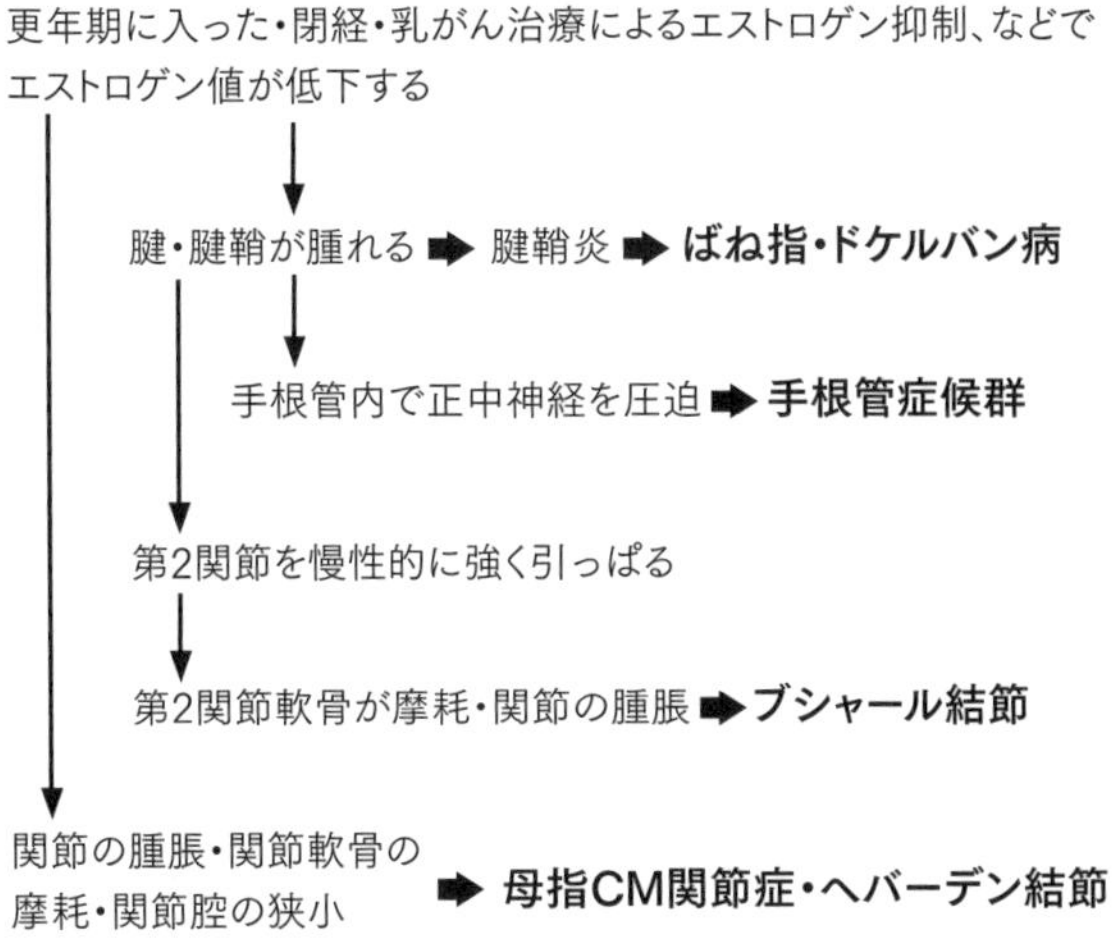

が目立ってきます。エストロゲン受容体が活性化しないとエストロゲンの作用は減弱して、関節や腱は腫れやすくなります。

まず、腱や腱鞘が腫れます。指の屈筋腱に腫れが起これば「**ばね指**」、親指の伸筋腱に起これば「**ドケルバン病**」となります。

腫れた9本の屈筋腱は手首の手根管という狭い筒の中で正中神経を後ろから圧迫します。圧迫された神経は、その前の靭帯に押し付けられて麻痺を起こし、正中神経の支配領域である親指から薬指までのどこかがしびれることになります。これが手根管症候群です。

さらに、腫れた腱は**狭窄性腱鞘炎**を起こし、長く放置すると第2関節を慢性的に引っぱるようになり、数年ののちには第2関節の軟骨がすり減って**ブシャール結節**が起きます。

エストロゲンが減少して、関節が腫れて関節軟骨が削れると、関節の隙間は狭まり関節周囲の靭帯が緩みます。すると関節が脱臼しやすくなり、指が曲がれば**ヘバーデン結節**に、親指の付け根の関節が亜脱臼すれば**母指ＣＭ関節症**になるのです。

つまり、手外科の外来で見られる代表的な疾患は**すべて同じ理由から起きている**のではないかと推察されます。

また、更年期とよく似た手指の症状が出る産後授乳期の患者さんに変形性関節症の症状がないのは、7年間以上も授乳を続ける人はいないからです。授乳を止めればエストロゲン濃度は再び上昇し、手指の症状は消えていきます。

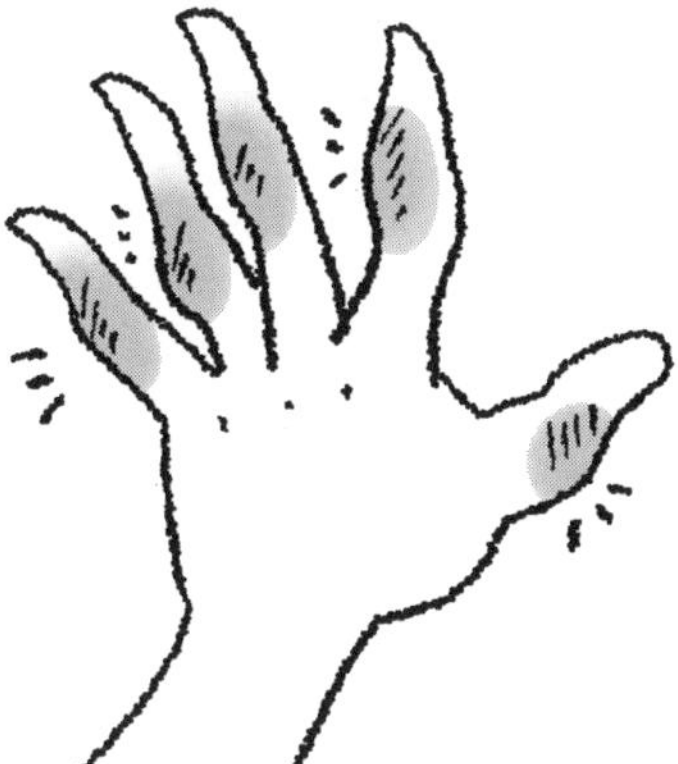

どうして指の変形を止められなかったのだろう

さて、病院へ初診で来られる患者さんの年齢分布と、実際の関節変形が起きる年齢分布を比べてみましょう。

患者さんは50代で指の異変に気づいて病院に行かれています。しかし、実際にレントゲンで関節の変形が確認されるのは60代になってからです。ここに7年から10年程度の時間的ギャップがあることは前述しました。これはいったいどういうことでしょうか。なぜ10年間のギャップがあるのでしょうか。この医療先進国の日本で、なぜ10年近くも未治療の期間ができてしまうのでしょうか。

その答えは診察室にあります。指の痛みや腫れをかかえた患者さんが整形外科医のもとを訪ねます。そこで言われることは3つしかありません。例の「年のせいです」「使い過ぎです」「治りません」です。

誰しも年を取ることを止めるわけにはいきません。病院に行って、お医者さんに「年のせい」と言われてしまうと患者さんは思考停止になってしまいます。「年のせいなら仕方がない」とあきらめてしまうのです。あとはただ、我慢するだけ。そうして7年から10年が経過します。

その間に指はどんどん変形し、取り返しがつかない状態になってしまいます。つまり、指の変形性関節症を起こす原因の一つはお医者さんの説明にあるのです。われわれ医者自身が、自分たちが共犯者になっているかもしれないという自覚を持たなければ、この国から変形性関節症の患者さんがいなくなることはないのです。

男だって手は痛い

それでは男性は手指の病気にならないのかというと、そうではありません。たとえばへバーデン結節（第1関節の変形）の男女の発症率は実は変わらないのですが、男性は痛みが少ないので、病院へ行かれる患者さんの9割は女性ということになってしまいます。

私たちの病院へ来られる患者さんたちの訴えの内容を見ると、男女ともに1位は指の痛みですが、2位は女性では「形がおかしい」であるのに対して、男性では「動きが悪い」となっています。外見には女性の方が敏感で、男性は痛くなくて使えていれば病院には行かないようです。

男性の体内の女性ホルモンは男性ホルモンから作られます。男性ホルモンが減少する60歳あたりから男性の手指の不調も増えてきます。関節の変形や腱鞘炎を起こす仕組みは女性と変わらないと思われますが、そもそも男性は女性ホルモンの変動が少ないので、症状があまり激烈になることは少ないようです。しかし、女性同様の症状を起こされる方も相当数存在します。

3章

手の病気の救世主
エクオール

手の病気って私だけ？

最近、発表された研究があります。この研究は、和歌山県の山村・漁村と東京で10年間にわたりどのくらいの割合で整形外科的疾患があるかを調べた大規模なものです。

この研究によれば**65歳以上の人の90％以上に何らかの手指の変形**が見られました。第１関節が変形するヘバーデン結節は85％、第２関節が変形するブシャール結節は57％、指の根元が痛くなる母指ＣＭ関節症は50％といった内容です。日本人の手指の罹患率の高さには驚かされます。

手指が痛かったり変形したりしている人たちは実は非常に多くおられるということです。**「年のせい」だとあきらめて、指の痛みや変形をただ我慢しているだ**

● 65歳女性の部位による罹患率 ●

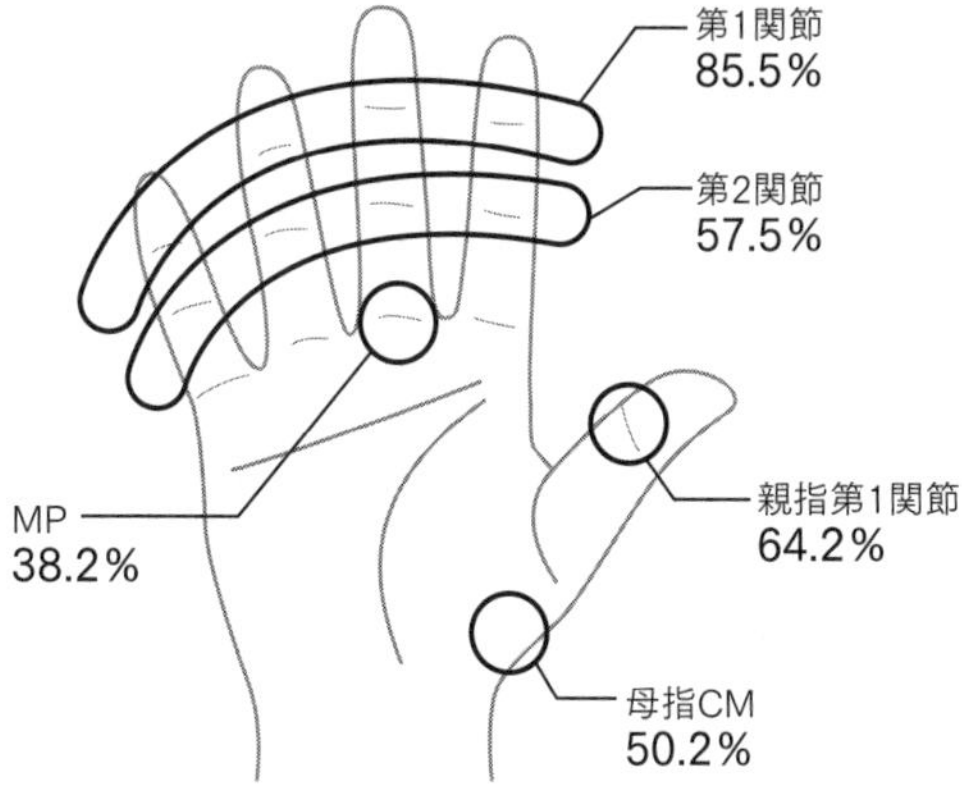

けといった人たちが、何千万人もいるというのが現実です。

手指の痛みや変形に困っているのはあなただけではありません。

✤ そういえば、お母さんも手を痛がっていた

手指の変形は家族内に共通して発生することが極めて多いこともこの病気の特徴です。つまり、母親に変形があった人が、自分も指が痛くなって病院に来るといったことが多いのです。家族内発生のあまりの多さに遺伝子的な何かがあるのではないかという論文もありますが、いまだにそのような遺伝子の存在は確認されていません。ただ、いくつかの考え方が報告されています。

それは、やはり女性ホルモン、とくに**エストロゲン受容体（ER）の数や機能が関係する**というものです。

ある研究チームは手根管症候群の患者を例にとって考察し、そもそも手根管の

中の滑膜に含まれる**エストロゲン受容体の数に個人差がある**という考えを発表しました。

もともとエストロゲン受容体の数に個人差があったとして、更年期になってエストロゲンが減ったときにどうなるかといえば、エストロゲン受容体をたくさん持っている人ほどその影響は大きくなることになります。

一方、他の研究チームは**エストロゲン受容体の活性に個人差がある**という説を唱えています。活性とは難しい言葉ですが、元気さの違い、とでも思ってください。もともと、とても元気なエストロゲン受容体を持っていた人と、それほど元気ではないエストロゲン受容体の人がいたとします。更年期になって、この人たちのエストロゲン受容体にエストロゲンが来なくなるとどうなるか。活きのいいエストロゲン受容体を持っていた人ほど、失った後の更年期以降の影響は大きいことになります。

数にしろ、元気さの違いにしろ、エストロゲン受容体の個人差がエストロゲン

● 滑膜のエストロゲン受容体の個人差 ●

●活性の違いによるエストロゲン減少時の影響

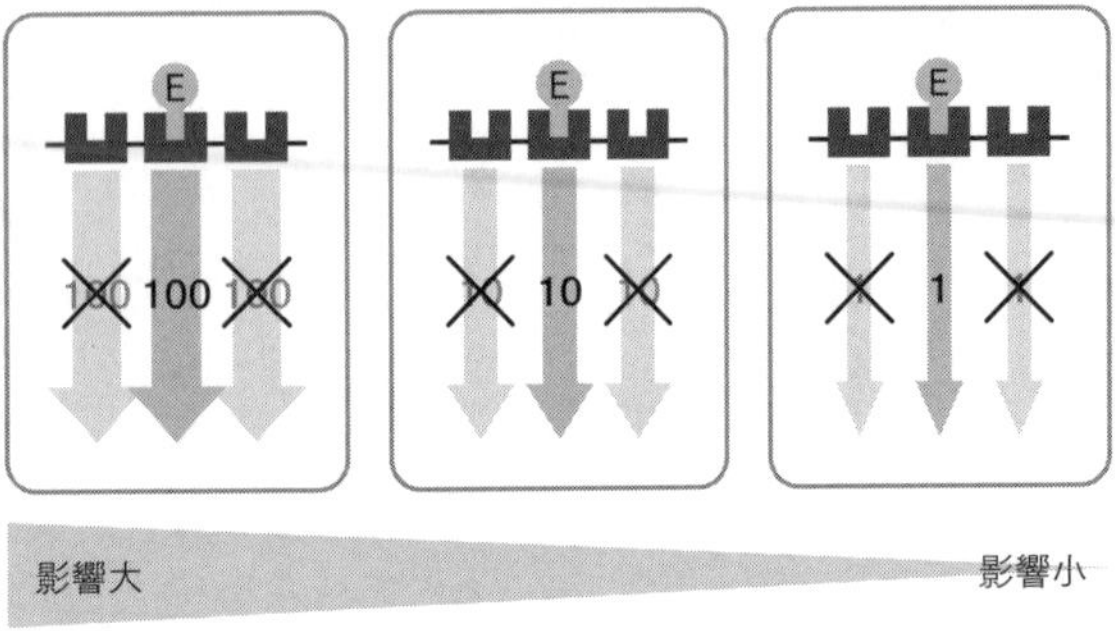

●受容体そのものの数の違いによるエストロゲン減少時の影響

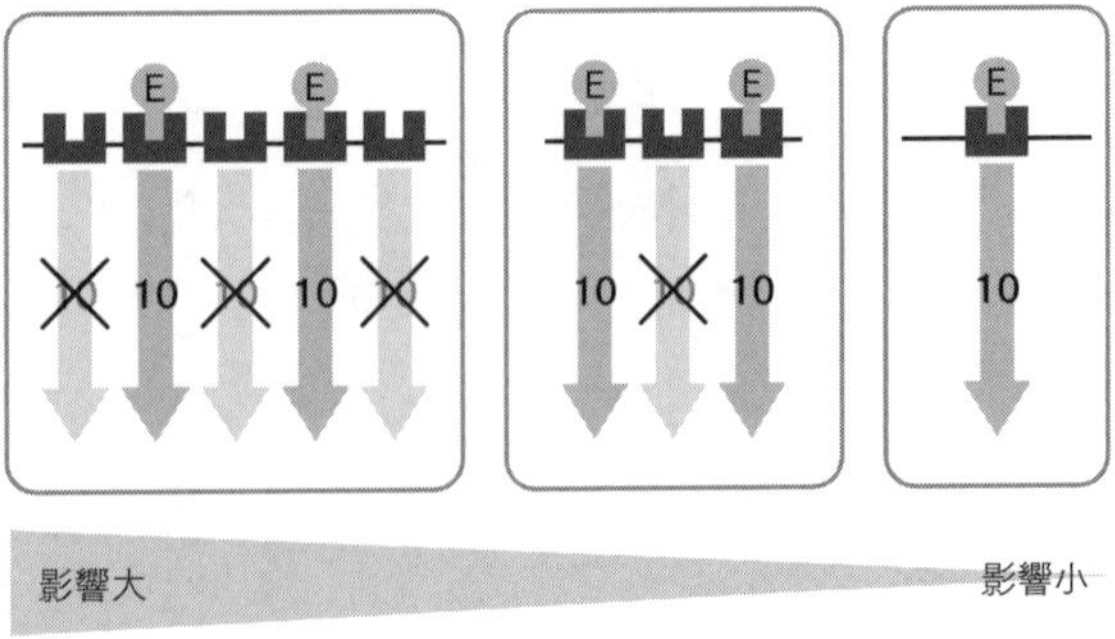

受容体の活性が良い人ほど、また受容体そのものが多い人ほど影響が大きい。

出典：大久保ありさ先生提供

減少の影響の受けやすさにつながり、手指の変調を含む更年期障害の起こりやすさにつながっているというのです。そういう体質が子供に遺伝しているとしたら、家族内での発症が多いのも頷けます。それは親と顔が似てきたとか、体形が似てきたとか、雰囲気が似てきたとかいったことと同じなのです。

私の研究グループで大久保ありさ先生が最近行った報告では、手指の変形がある人が家族内にいる場合と、いない場合とで比較すると、前者の手指の変形の次世代での発症率は実に48倍でした。

では、親や家族内に手指の変形がある人は、その発症を防ぐことはできないのでしょうか。

エクオールという成分が注目され始めた

更年期を含む前後の時期を今では「ゆらぎ期」と呼ぶようになりましたが、このゆらぎ期には様々な体の変化が起きます。これが病気となると更年期障害と呼ばれることになります。

更年期障害の緩和には様々な方法があります。**一番有効なのはエストロゲンなどの女性ホルモンを補充するホルモン補充療法**です。他には漢方もありますし、ザクロの種のエキスを摂取するなどの民間療法もあります。最近、これらに加えて**エクオールという成分が注目されるようになってきました**。更年期障害の代替療法としてエクオールの使用を患者さんにお勧めする婦人科医も多くおられます。

エクオールの化学式

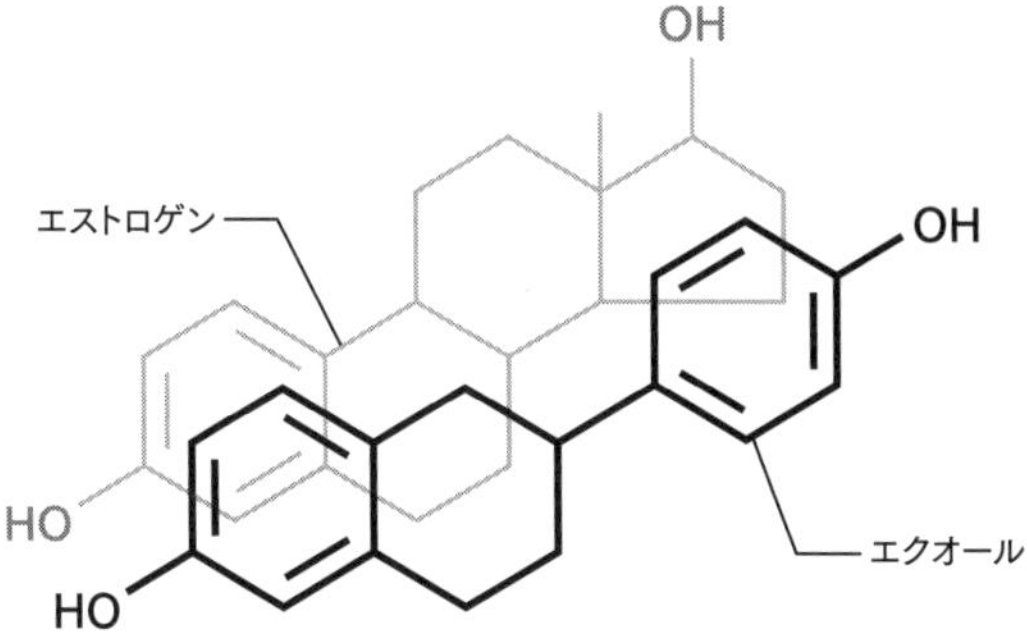

エストロゲンとエクオールの化学式はよく似ている。

ホルモン補充療法は減ったエストロゲンを補充するわけですから、更年期症状にはよく効きます。飛行機の着陸の様子をイメージしてください。更年期には飛行機は急降下して着陸します。飛行機はひどく揺れて、時には飛行機が地面に衝突してしまうかもしれません。しかし、ホルモン補充療法では少しずつエストロゲンを補充することで飛行機はゆっくりと軟着陸していきます。しかし、残念なことに、ずっとエストロゲンを補充し続けることはできません。なぜなら、**エストロゲンは乳がんや卵巣がんを引き起こ**

● エクオールのライフステージによる作用 ●

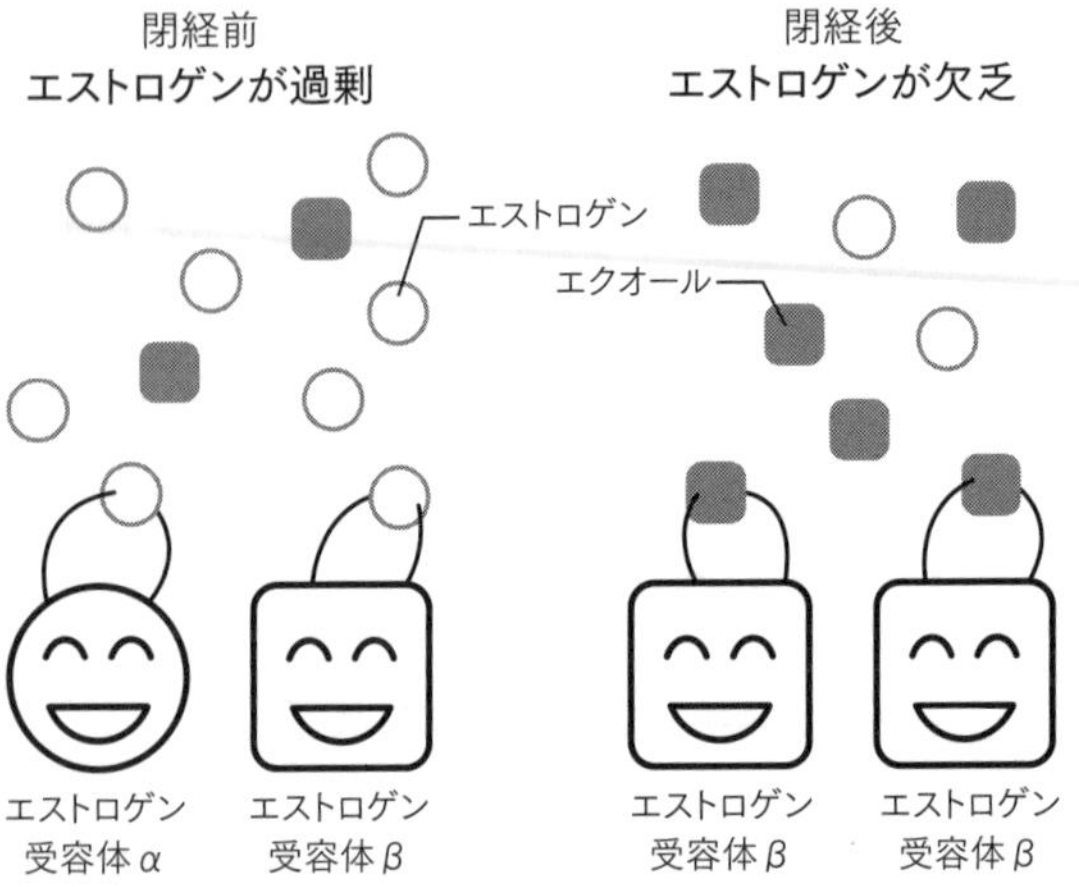

エクオールは主にエストロゲン受容体βにしか作用しない

してしまうという負の作用もあるからです。

エストロゲン受容体にはαとβがあることは46ページで説明しましたが、エストロゲン受容体αは主に乳腺や卵巣などの生殖器にあり、ここに過剰なエストロゲンがやってくるとその影響で乳がんや卵巣がんを引き起こしやすくなってしまうということがわかっています。

しかし、**エクオールは主に**

● エクオールに期待できる効果 ●

- 更年期障害の予防
- 骨粗しょう症の予防
- メタボリックシンドロームの回避
- 高尿酸血症の予防
- 乳がんの予防
- 肌水分・コラーゲンの増加
- シミ、皺の解消
- 動脈硬化の予防

エストロゲン受容体βにしか作用しません。これは主に骨や滑膜などに存在している受容体（詳しくは46ページ参照）なので、手指の変形に関係しているところにエストロゲンを届けることができます。しかも**エストロゲン受容体αが少ないので、乳がんや卵巣がんになる心配はなく、ずっと使えます。**

　乳がんの治療にエストロゲンの作用を抑える低エストロゲン療法がありますが、この治療中に手指の不調を訴える方たちが多くおられます。エクオールはエストロゲン受容体αを刺激しませんので、乳がん治療中の手のこわばりに使用しても問題はありませんし、多くの症例で改善します。

しかも、エクオールはエストロゲンと構造が似ていることから、ある程度はエストロゲンの代わりをしてくれます。この20年くらいの研究では**エクオールの持つ様々な効果について注目**が集まっています。

多様な働きを持つエクオール

エクオールを飲み始めた患者さんが最初に言い出すことにはかなり共通点があります。

・肌がきれいになった
・シミや皺が減った
・髪の毛につやが出た、白髪が黒くなってきた
・疲れが取れてきた
・体重が減った

などです。

更年期以降は脂肪からエストロゲンを作ろうとして体はせっせと脂肪を取り込

み、いわゆる「おばちゃん体形」になってきます。しかし、エクオールを飲むと体はエストロゲンが増えたのかなと勘違いしますから脂肪を取り込むことがなくなり、体重増加にも歯止めがかかります。

骨粗しょう症の予防にも効果がありますし、更年期以降に甲状腺機能低下症（橋本病）になられた方たちも甲状腺の数値がよくなったということも聞きます。甲状腺に多くあるのもエストロゲン受容体βですから、もしかするとエクオールが良い影響を与えているのかもしれません。このような多様な働きを持つエクオールは現在では婦人科領域を中心に更年期障害に対する代替療法として認知されつつあります。

✤ エクオールの手指への影響

さて、いよいよ本題のエクオールの手指への影響についてお話ししましょう。

エストロゲンが減ると、腱や関節の周りの滑膜が腫れやすくなって関節痛やこわばりを感じるようになるというお話は前述しました。そこで、エクオールは滑膜にあるエストロゲン受容体βを活性化させますから、飲み始めると手のこわばりや関節痛が和らぐことが期待できます。

数年前になりますが500名以上の人たちにエクオール（商品名エクエル®、大塚製薬）を飲んでいただいて、その中の手指の関節痛を抱える280名の人たちについて調べたことがあります。

• 変形分類別機能と痛みの程度の改善結果 •

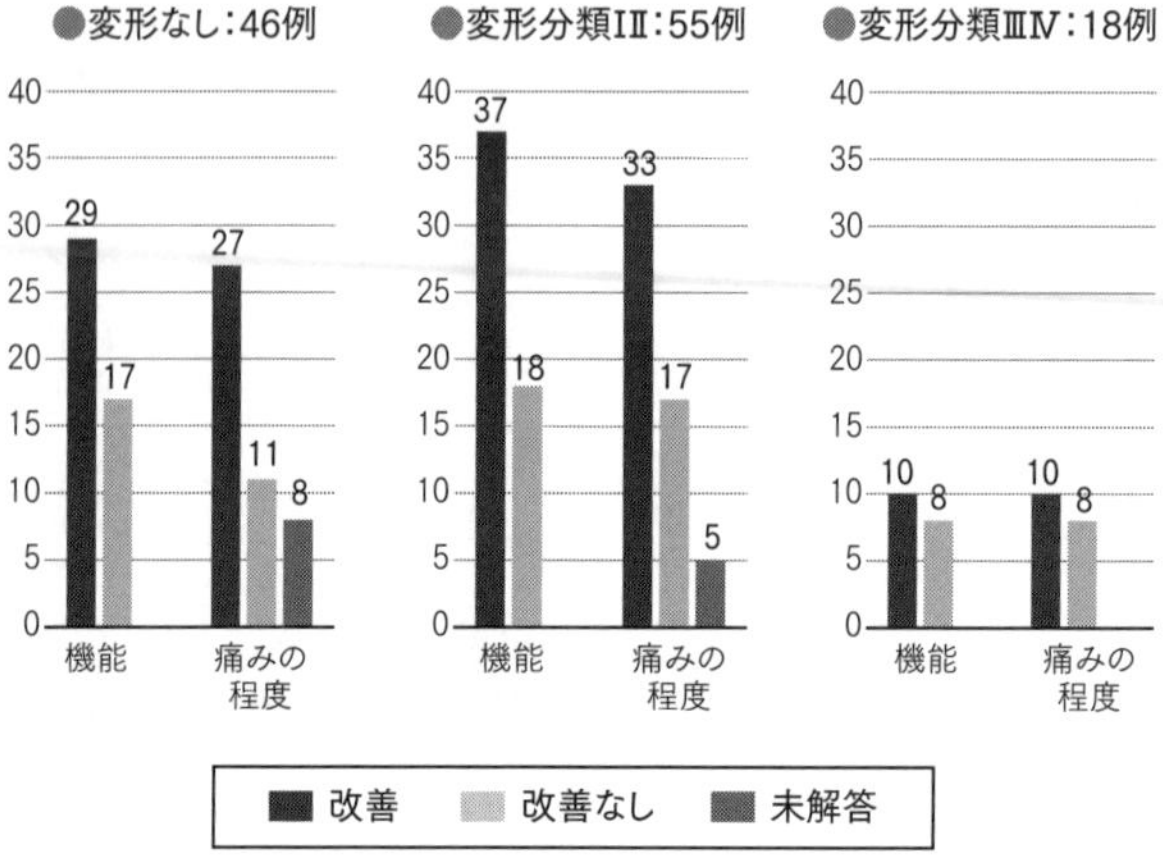

• 第2関節変形の程度とエクオール効果との相関 •

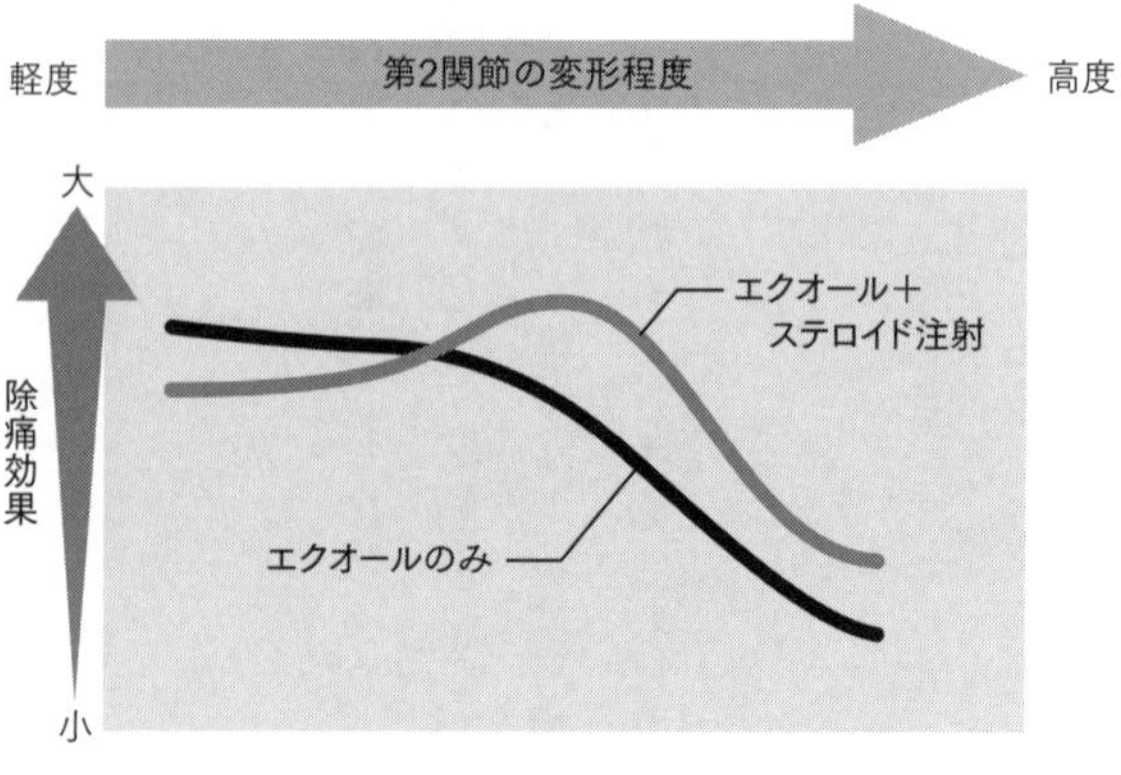

指の第2関節の痛みや変形を持つ人たちが対象で、変形が高度になるとブシャール結節と呼ばれるような関節の変形が起きます。この人たちに、1日4粒のエクエル®を飲んでもらいながら通常の手外科の治療はそのまま行うといった内容でした。細かい数字の解説は控えますが、結果から言うと、痛みはあるけれど変形は少ない人たちには非常に効果があり、すでに変形が進んでしまっている人たちには効果が少ないということがわかりました。

また、和歌山県立大学医学部で行われた別の報告でも、手のしびれや軽度の関節痛などに効果が高かったということです。実際の治療現場でも、**更年期初期の手指の痛みやこわばりに対するエクオールの効果を医療者として実感することは非常に多くあります。**

大豆をたくさん食べればいいの？

エクオールは大豆の代謝産物ですから、大豆をたくさん食べればいいのでしょうかという質問をよく受けます。残念ながら、それほど簡単な話ではありません。エクオールは確かに大豆が分解されて代謝される過程でできるのですが、そこには**エクオール産生菌という腸内細菌が必要**です。おなかの中にこのエクオール産生菌を持っていないといくら大豆を食べてもエクオールは産生されません。

このエクオール産生菌は誰もが持っているわけではなく、個人差、人種差があると言われています。日本人の一般的な産生可能者は約50％と言われており、若年者は極端に産生能が低い傾向があります。

しかも、われわれが行ったごく最近の研究では、手指の病気とエクオール産生能の関係がわかってきました。手指に変形のある人たちとない人たちのエクオール産生能を１８０人ずつ調べました。そうすると50歳から70歳までの人たちで前者は後者に比べて１・７７倍、エクオールが作れない人たちが多くいました。また、この人たちの中で、50代の人たちだけに限ったところ、その差は何と３・２３倍だったのです。

つまり、エクオール産生ができない人たちは手指の変形が3倍の確率で起きるかもしれないといった内容でした。

更年期になれば誰しもエストロゲンは減少して、何らかの更年期症状が出てきます。しかし、**人によってその症状の強弱には大きな差**があります。これも、**おなかの中でエクオールを作れるかどうかが大きな一つのカギ**となっているのではないかと推測されます。

手指に変形のない人とある人とのエクオール産生能の違い

50歳〜70歳

オッズ比 1.77倍

		手指変形性関節症	
		なし	あり
クレアチニン補正エクオール値	1以上	69	51
	1未満	52	68
エクオール産生者割合		**57.0%**	**42.9%**

ロジスティック回帰分析（年齢調整）　p＝0.029

50歳〜59歳

オッズ比 3.23倍

		手指変形性関節症	
		なし	あり
クレアチニン補正エクオール値	1以上	45	26
	1未満	22	38
エクオール産生者割合		**67.2%**	**40.6%**

ロジスティック回帰分析（年齢調整）　p＝0.003

＊オッズ比とは、ある事象の起こりやすさを、2つの群で比較して示す尺度。オッズ比が1の場合、この2つの群の起こりやすさは同じということ。1より大きいほどどちらか片方の起こりやすさの確率が高いということ。

✤ エクオール検査の勧め

自分は果たしてエクオールが作れるのだろうか、母親の指が変形しているが自分もあんな風に変形してしまうのだろうか、自分の娘や孫も同じような変形に苦しむようになるのだろうか。そんな患者さんたちの心配は尽きません。しかし、大丈夫です。**今ではエクオールはサプリメントとして買うことができます**から、簡単に摂取できますので心配には及びません。

ただ、その前に、あなたや娘さんのエクオール産生能について調べてみましょう。簡単に調べられます。

現在、ヘルスケアシステムズという会社から、**尿からエクオール産生能を調べるキット**が販売されています。「ソイチェック」といいます。調剤薬局でも扱っていますし、インターネット通販サイトで「エクオール検査」と検索すれば出てきます。このキットの中に入っている試験管に自分の尿を入れて、この会社に送れば1週間程度で検査結果が送られてきます。

結果は便宜的に5段階に分かれています。

・レベル1・2……絶対的に産生能が不足しています
・レベル3……産生能はありますが、あまり多くはありません
・レベル4・5……大豆さえ十分に摂取できていればエクオールを作ることができます

この結果にあわせて、自分の食生活のあり方を考えてみることは重要です。万一、エクオール産生能があまり高くない場合には、更年期や産後授乳期に手指の痛みが起きるかもしれません。そのような場合は早めにエクオールを摂取しておけば病気の発症を抑えたり和らげたりできるかもしれません。

エクオール検査はエクオールを飲み始める前にしないと意味はありません。すでにエクオールを摂取している状態では産生能ありという結果が出てしまいますから注意してください。また、産生能がないからといって若年者がエクオールを飲む必要もありません。これはあくまで「ゆらぎ期」以降に飲むべきものです。

手の「痛み」「しびれ」「こわばり」は予防できるのか

ここまで書いてきましたように40歳以降の手指の変調はエストロゲンの変化と密接な関係があります。エストロゲンの急激な減少、あるいは変動は、指の関節や腱を腫れさせて、関節痛や腱鞘炎、こわばりを引き起こすかもしれません。

しかし、このような**初期症状が出てきたときにエクオールを摂取すれば症状の緩和に効果が期待できます。**関節の変形は加齢でなるのではなく、80歳になると逆に起きないということを前に書きました。手指の変調は閉経前後で始まり、その後数年を経て関節の変形につながります。つまり、手指の変調に気づいてからでも十分に間に合うのです。

エクオールを飲んでお薬のように効果を実感する人たちは約6割にしかすぎま

せん。しかし、**エクオールは予防のためのサプリメント**ですから効果の実感が必ずしもなくても構いません。血液中のエストロゲンの変動の影響が収まる65歳くらいまでは是非とも飲んでいただきたいですし、**それ以降も摂取し続ければ若々しくいられる**ことになります。

手指の関節変形を予防できる、そんな時代がやってきたのかもしれません。

どのエクオールを選べばいいの？

「先生、エクオールって通販サイトで見ると種類がいっぱいありますけど、どれを選べばいいんですか」
「値段が安いのでも効きますか。やっぱり高いのが一番効くのですか」

よく受ける質問です。

大豆を代謝してエクオールを産生できる菌は15種類以上見つかっています。そのために、エクオールとして販売されているサプリメントも10種類以上あります。**製品名がエクオールであってもほとんど効果がないものもあります**し、サプリメント名がエクオールではなくともエクオールをとても多く含んでいる製品もあります。一口にエクオールと言っても製品によって内容はまちまちです。われわれ消費者がエクオールを買うときに注意しなければならないことを以下に列記しましょう。

(1) **エクオールは10㎎以上でないと効き目がない**ことがわかっています。現在日本で売られているサプリメントでエクオールが10㎎以上含まれている製品は3つしかありません。表示がエクオールではなくイソフラボンの含有量になっているものもあり、非常に紛らわしいのが現状です。通販サイトでは価格の安いものが「〇〇チョイス」といった形で推奨されがちですが、それらはエクオール含有量が低いものが多いので、よく確かめてください。

(2) **合成エクオールは避けましょう**。理由は定かではありませんが、なぜか天然発酵のエクオールは効くのに合成エクオールは効かないという声をよく聞きます。実際に米国で行われた合成エクオールの臨床結果はあまり芳しくないようです。この理由については近い将来にもっとはっきりすると思います。

(3) サプリメントは補助食品であるために法律的に多くの情報が開示されているわけではありません。したがって、どんな菌を使って発酵させたかがわからないサプリメントが多くあります。そのうちの一部はネズミの腸内細菌を使っているのではないかとも推察されます。できれば、**多くの情報が開示され、どんな菌を使って天然発酵されたのかがはっきりと開示されている商品を選ぶ**方がよいと思います。

エクオールが10mg以上入っていること、合成エクオールは避けること、天然発酵で使っている発酵菌がなんであるかの情報が開示されていること、これらのことに注意して、良いエクオールを選びましょう。「エクオール」という商品名に惑わされてはいけません。

4章

手の病気の自己診断と解決法

症状から見た手の病気と自己診断法

手には100種類以上の病気がありますが、大半の人たちがなる病気は実は限られています。その代表的な疾患の症状を説明しますので自己診断の一助としてください。その上で、専門医を探し、早めに受診されることをお勧めします。

関節の構造と名称

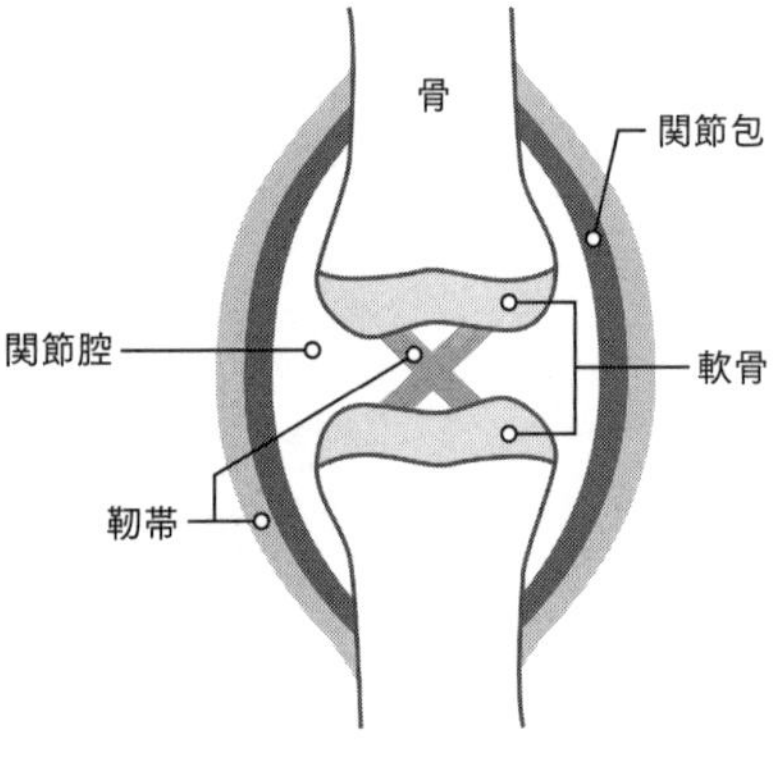

● 手の各部の名称 ●

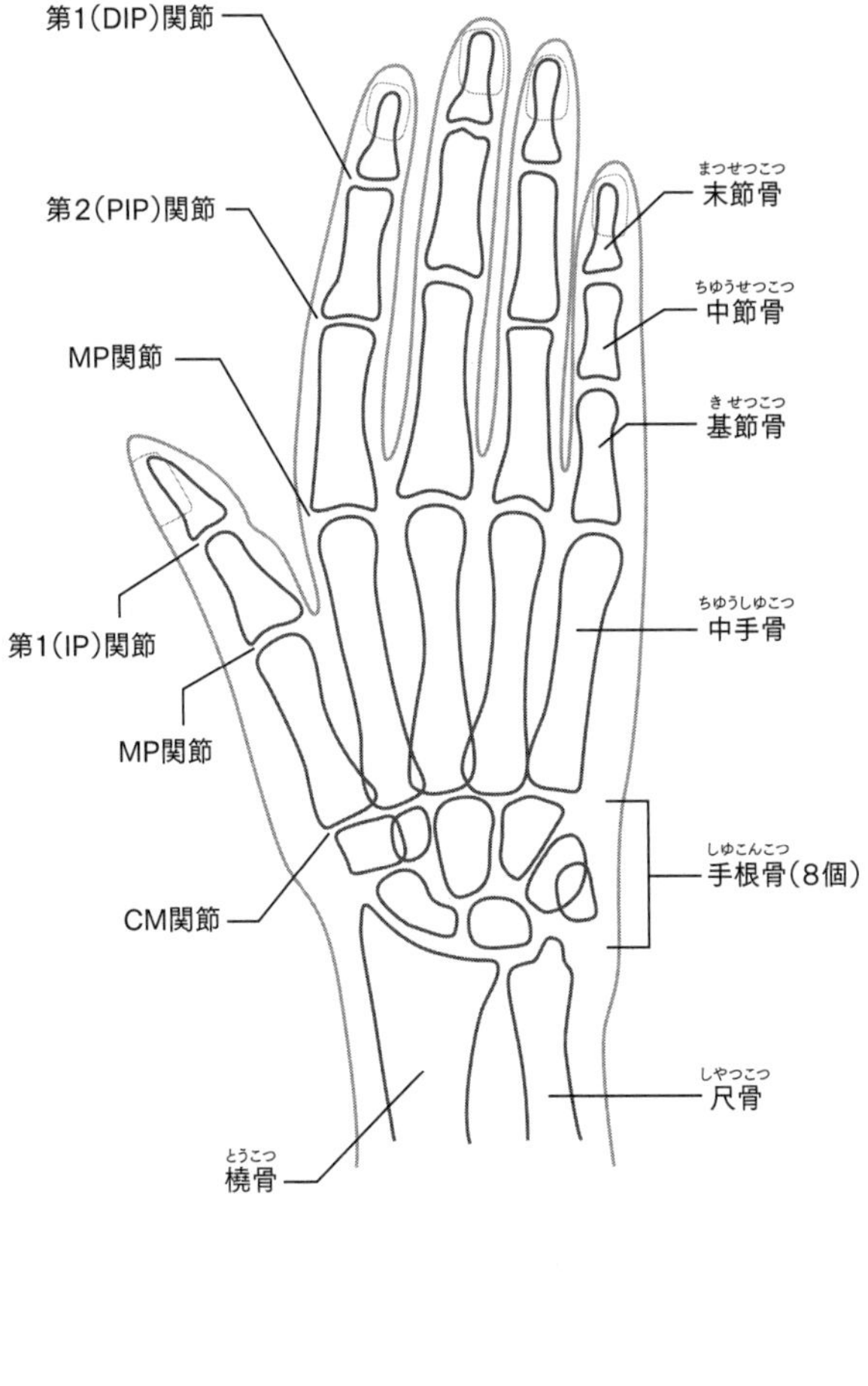

第1(DIP)関節
第2(PIP)関節
MP関節
第1(IP)関節
MP関節
CM関節
橈骨《とうこつ》
末節骨《まつせつこつ》
中節骨《ちゆうせつこつ》
基節骨《き せつこつ》
中手骨《ちゆうしゆこつ》
手根骨《しゆこんこつ》(8個)
尺骨《しやつこつ》

症状1 手がしびれる／小指はあまりしびれないが、他の指のしびれが強い／朝方、手がしびれて目が覚める／手が痛くてよく眠れない

診断

これは**手根管症候群**の可能性があります。手首のところの手根管という場所で親指から薬指までの感覚を担う正中神経という神経が圧迫を受けて神経麻痺を起こしている可能性があります。進行すると常にしびれと痛みがあり、親指の動きが悪くなり、字を書いたりお箸を使ったりするのが難しくなります。

治療

2、3か月おきに手根管内にステロイド注射を行い、改善がない場合は手術の適応となります。手術は神経を圧迫している靭帯を切開して、神経を圧迫から解

放します。最近は2、3㎝の小さな切開で手術できるようになりました。術直後から手指は使えます。

● 手根管症候群 ●

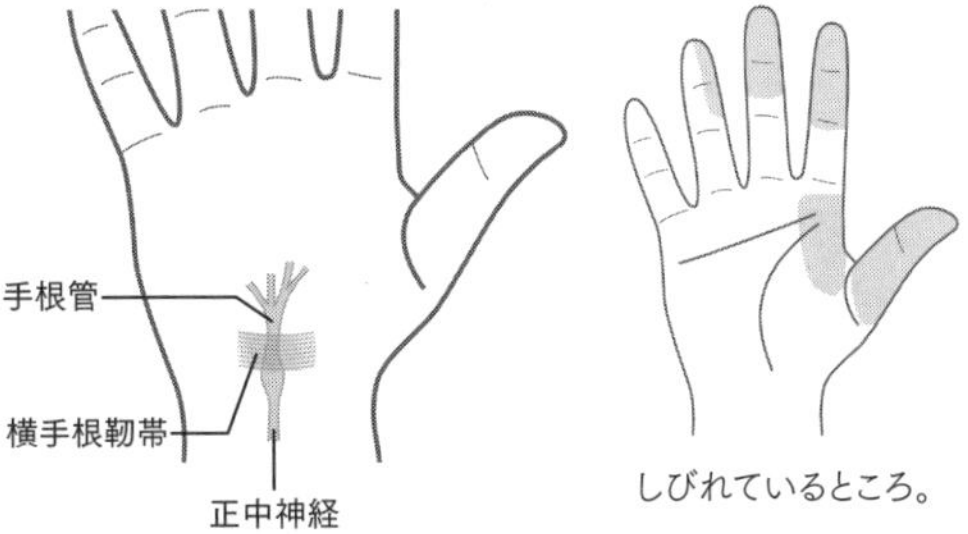

正中神経は横手根靭帯に押し付けられて麻痺になる。

手根管内の滑膜浮腫と横手根靭帯のせり出し

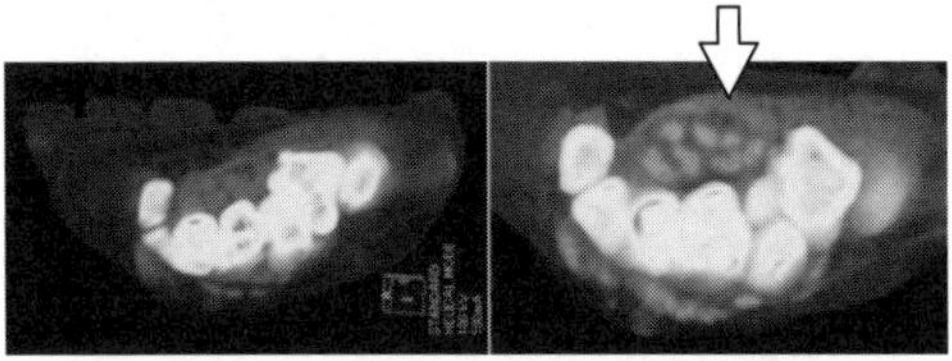

正常例　　手根管症候群

腱の腫れ：正中神経は腱と靭帯に挟まれて麻痺となる。

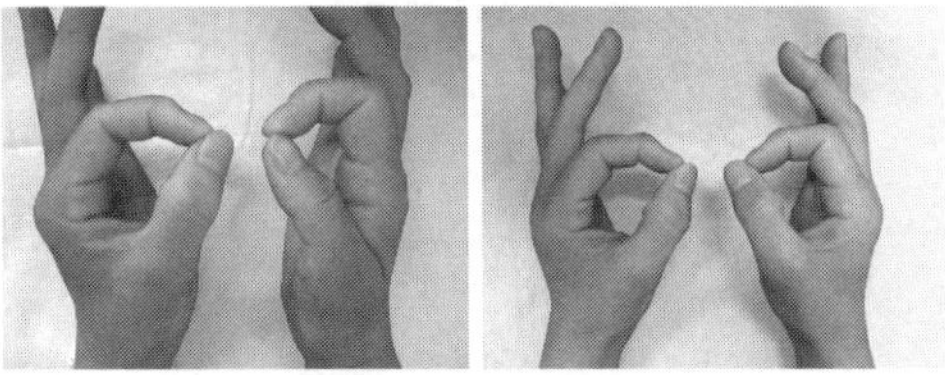

術前
親指と人差し指できれいな○を作れなくなる。

術後
○を作れなかった右手が、術後は作れるようになった。

症状2

手がしびれる／小指のしびれが強い／小指から肘までしびれや痛みが走る／指が開きにくい／お箸が使いにくくなった

診断

これは**肘部管《ちゅうぶかん》症候群**の可能性があります。肘のところで尺骨《しゃっこつ》神経が圧迫されると起きる症状です。しびれだけでなく手の中の筋肉が萎縮するため、指を開いたり閉じたりするのが難しくなり、次第に小指と薬指が曲がってきます。子供のころに肘を骨折したことがあると、とくに起こりやすくなります。また、

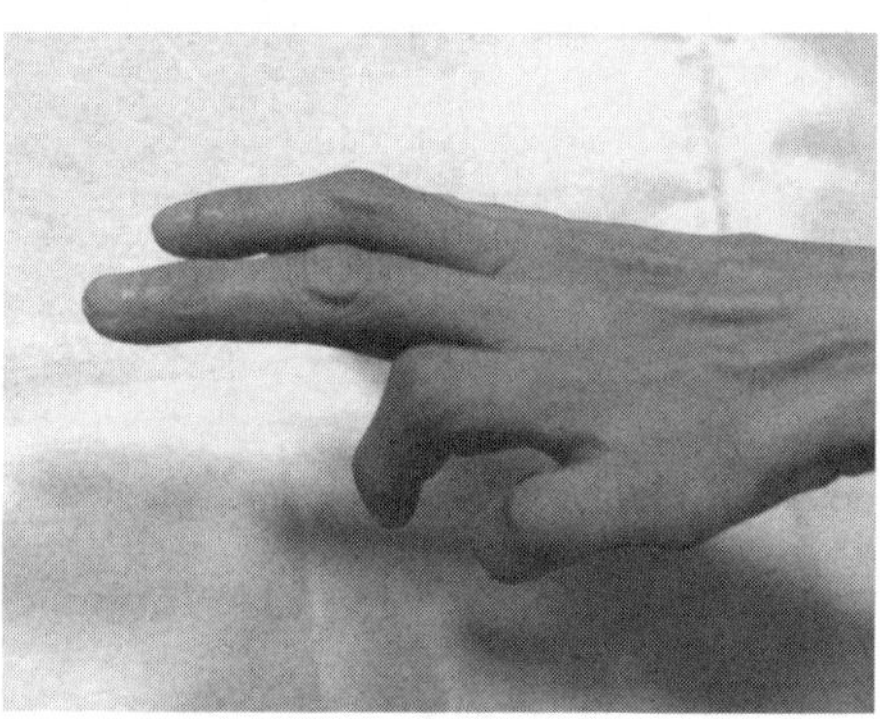

小指と薬指が伸ばせなくなる。

加齢のために肘の骨が変形してくると神経を圧迫して発症することがあります。

治療

肘を伸ばして使うなどの保存的治療で改善しない場合は、神経をはがして圧迫から解放してやる手術を行います。手術後は次第に手のしびれは改善します。萎縮した筋の回復具合は病気の進行の程度によって異なります。

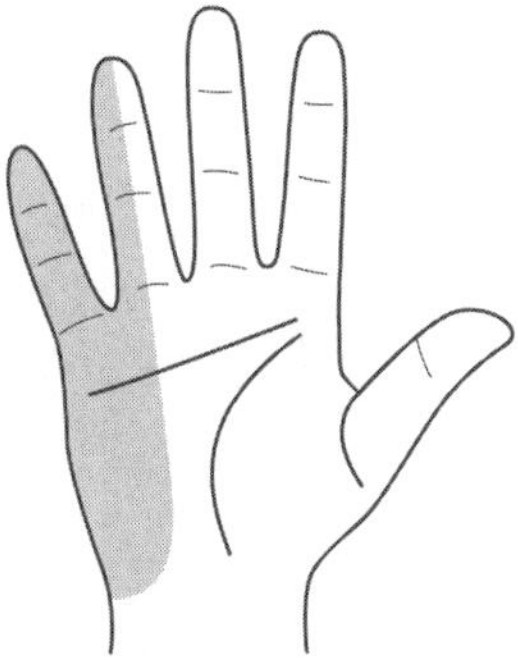

しびれているところ。

症状3

ビンの蓋が開けられない／ペットボトルが開けられない／親指の付け根が痛い

診断

これは**母指ＣＭ関節症**の可能性があります。親指の付け根のＣＭ関節が変形して亜脱臼を起こすとこのような症状が出ます。親指の付け根が腫れてきたり痛くなってきます。

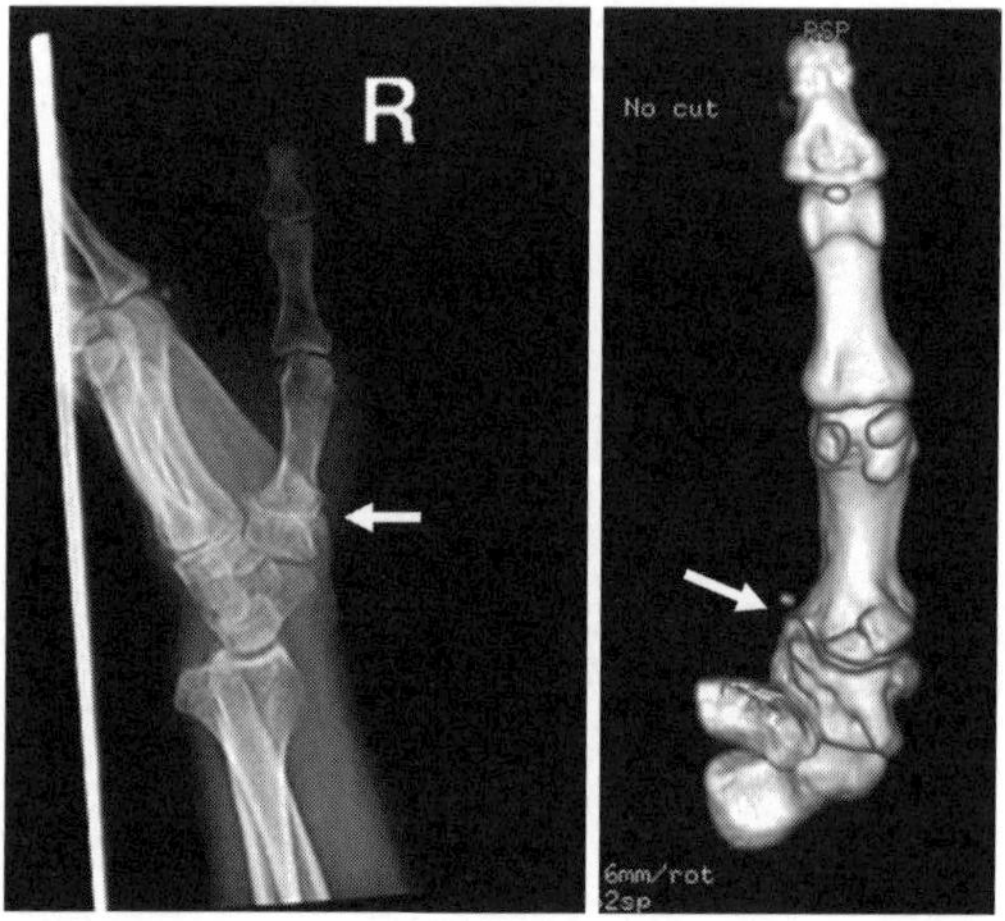

矢印の関節軟骨がなくなっている。

治療

まずは関節を保護する装具を装着して安静にします。ステロイド剤の関節内注射で痛みの多くは改善しますが、変形が高度であったり、関節内注射で痛みが取れないときは手術を選択します。母指ＣＭ関節症の手術にはいろいろありますが、主には関節固定術か、新しい関節を作る関節形成術が行われます。最近の方法では切開も小さく手術できるようになってきましたが、術後1か月くらいは痛みがあるため装具による固定を併用します。術後3か月くらいでほとんどの日常動作はできるようになります。

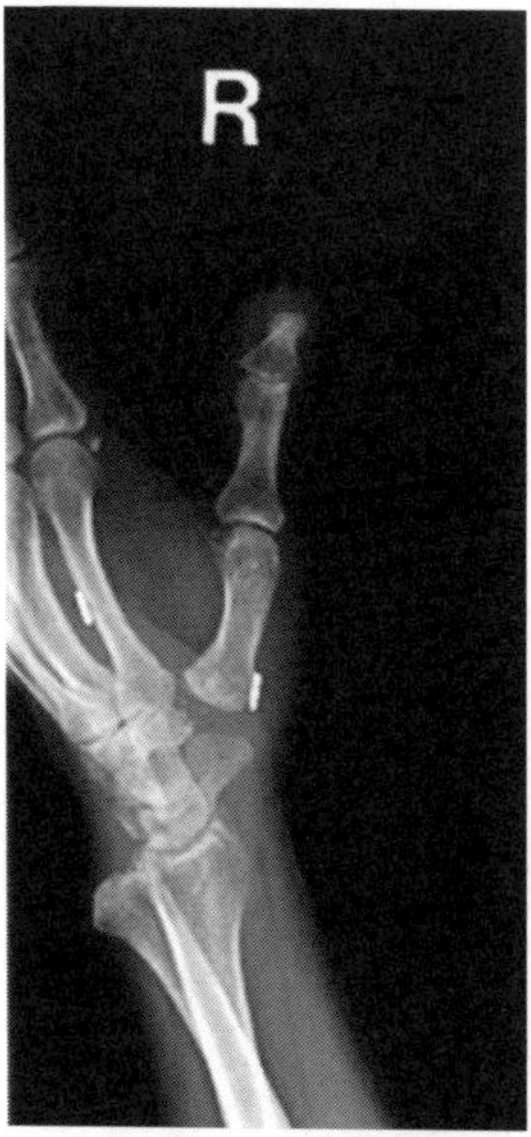

手術後の状態：変形した大菱形骨を切除して親指全体を特殊な糸で釣り上げている（suture button suspension法）。

症状4

手がこわばる／指が曲がったまま伸びなくなった／指の第2関節が痛い／掌が痛い

診断

これは**ばね指**という**腱鞘炎**です。放置すると関節の変形をきたす可能性があります。掌の指の付け根が痛くなって腫れてきます。指を動かす腱は腱鞘というトンネルの中を動いているのですが、この部分で腱や腱鞘が腫れてくると指がこわばり動かしにくくなります。最初は動かしにくいだけですが、やがて引っ

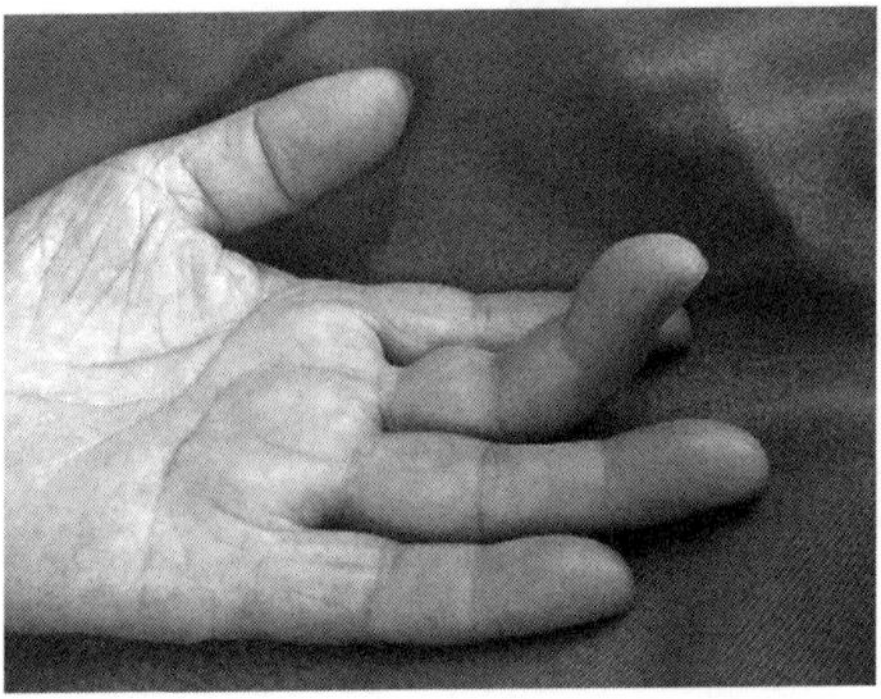

中指が伸ばせない。

かかるような感じが出てくると「ばね指」と呼ばれます。指が引っかかると、そのまま伸びなくなったり曲がらなくなったりします。

治療

初期症状はエクオールを飲むことで改善します。80％くらいの方たちは腱鞘内にステロイド注射を打つと症状は改善します。しかし、同じ場所へのステロイド注射には回数の制限があり、通常は3回くらいまでです。何度も再発したり、ステロイド注射では改善しない場合は、短時間の手術を行います。狭くなっている腱鞘の一部を切って腱を開放する手術で、傷は1～2㎝で10分程度で終了します。

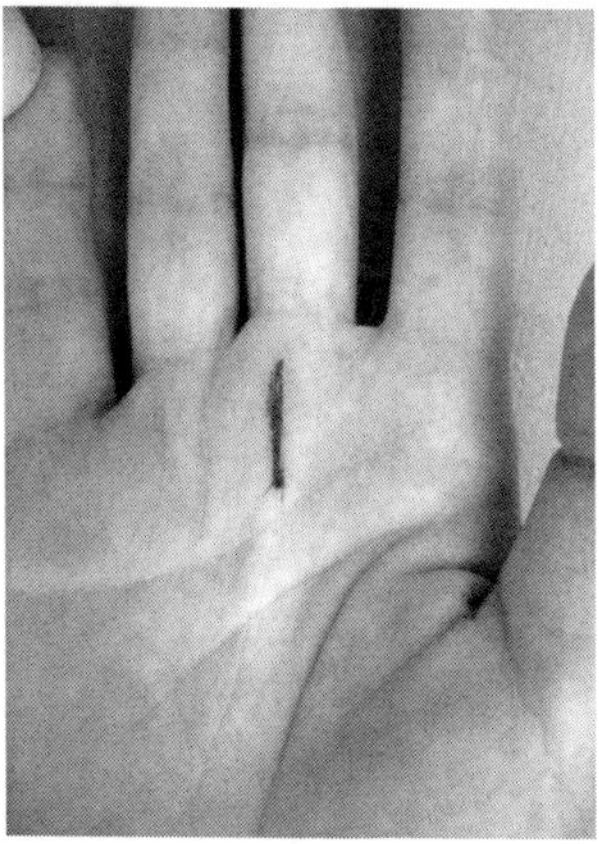

症状5 親指の付け根から手首にかけて痛い／親指が伸ばせない

診断

これは**ドケルバン病**という腱鞘炎の可能性があります。更年期あるいは産後授乳期によくある症状で、エストロゲンの減少と使い過ぎが原因と考えられます。親指の付け根で手首のあたりが腫れて痛くなります。この部分で親指を伸ばしたり広げたりする腱が腱鞘に引っかかっています。

治療

多くは腱鞘内へのステロイド注射で症状は改善します。改善しない場合は腱鞘を切って腱を開放する手術を行いますが、傷は小さく10分以内に終わる小手術です。

症状6 指の第1関節が腫れてきて、時々痛い

診断

これは**ヘバーデン結節**と呼ばれる指の**変形性関節症**の可能性があります。

指の第1関節が腫れてきて、こぶのようになっていきます。放置していると指は曲がってしまいます。指の曲がり始めが非常に痛く、日常生活に大きな支障が出ます。また、見た目も悪いからと人前に手を出したがらない方もおられます。

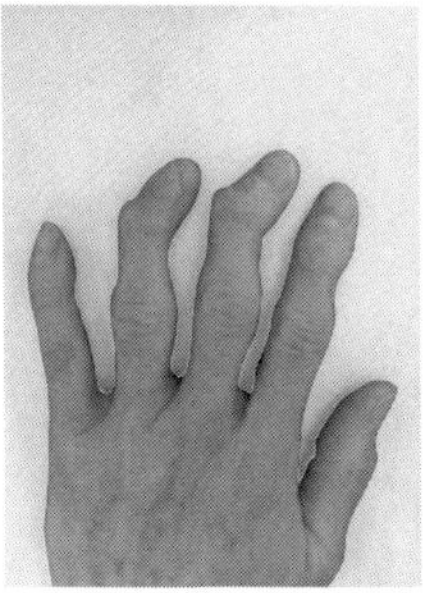

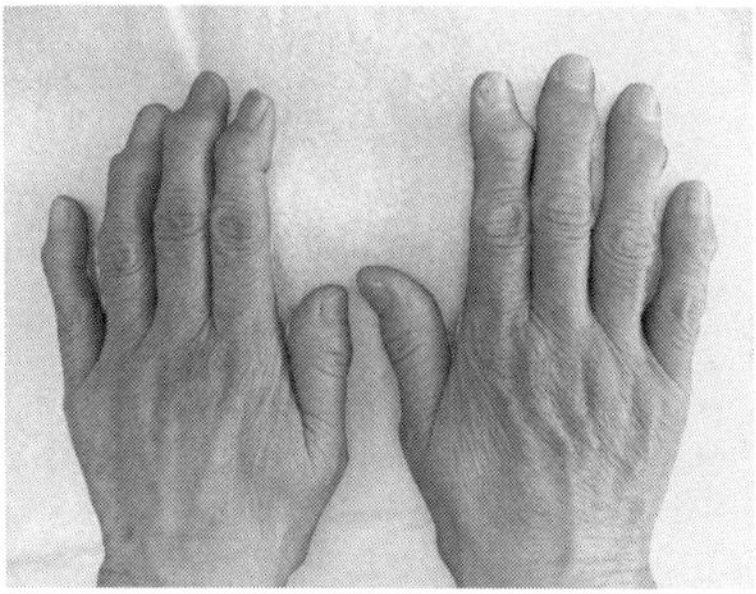

治療

初期にはテーピング、装具を使います。また、関節内ステロイド注射は痛みを取るのに非常に有効です。エクオールの内服も併用します。変形が高度であったり、関節軟骨が壊れてしまっている場合は関節を固定する手術を行います。

この手術により第1関節は小さなスクリューで固定され動かなくなりますが第2関節が正常な場合は日常動作に支障は出ません。また、この手術により関節痛は消失し、指はまっすぐになり、細くなります。多くは10分程度の短時間で終わる手術です。

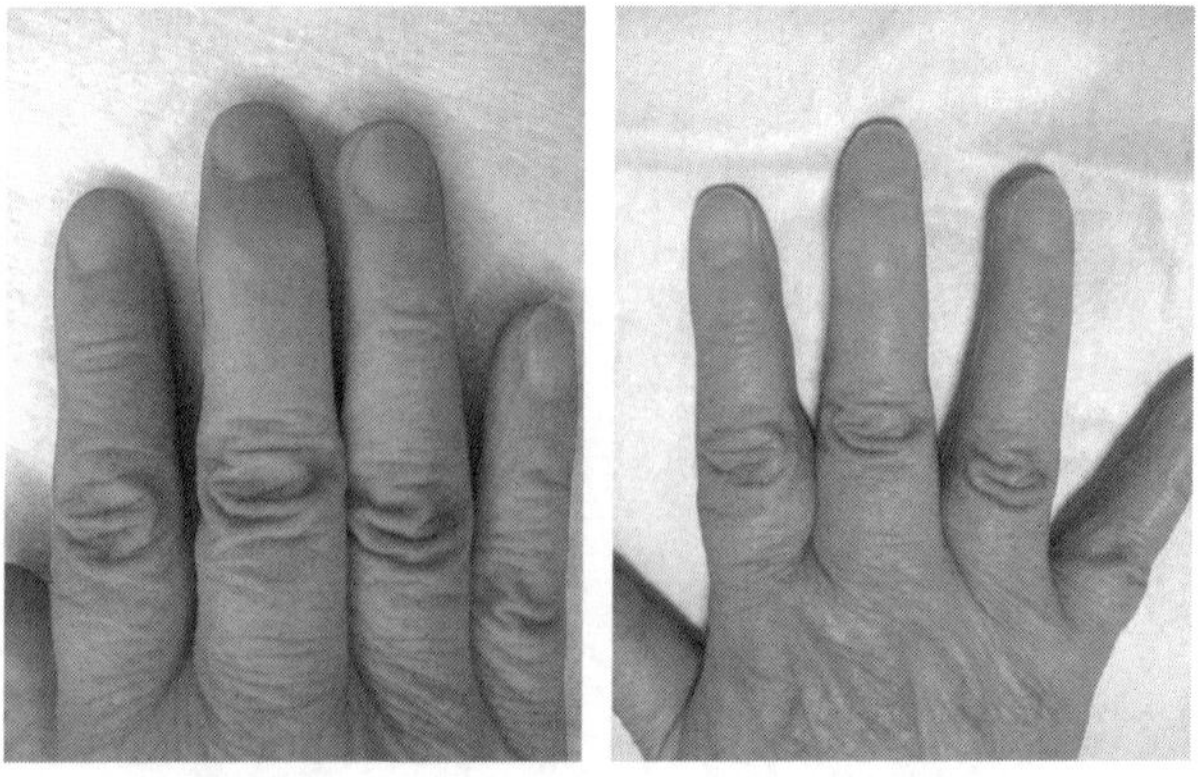

中指の第1関節を固定した手術前後の写真。傷は全く見えない。

症状7 指の2番目の関節が腫れて痛い／しっかり手を握れない

診断

これは**ブシャール結節**という指の**変形性関節症**の可能性があります。第1関節が変形するヘバーデン結節とは違い、第2関節が変形するブシャール結節はより深刻です。指をしっかり握れなくなるために日常生活動作に大きな支障が出ます。閉経前後の女性に多く見られます。軟骨の変性により、レントゲンでは、関節裂隙《かんせつれつげき》の狭小、骨棘《こつきょく》が

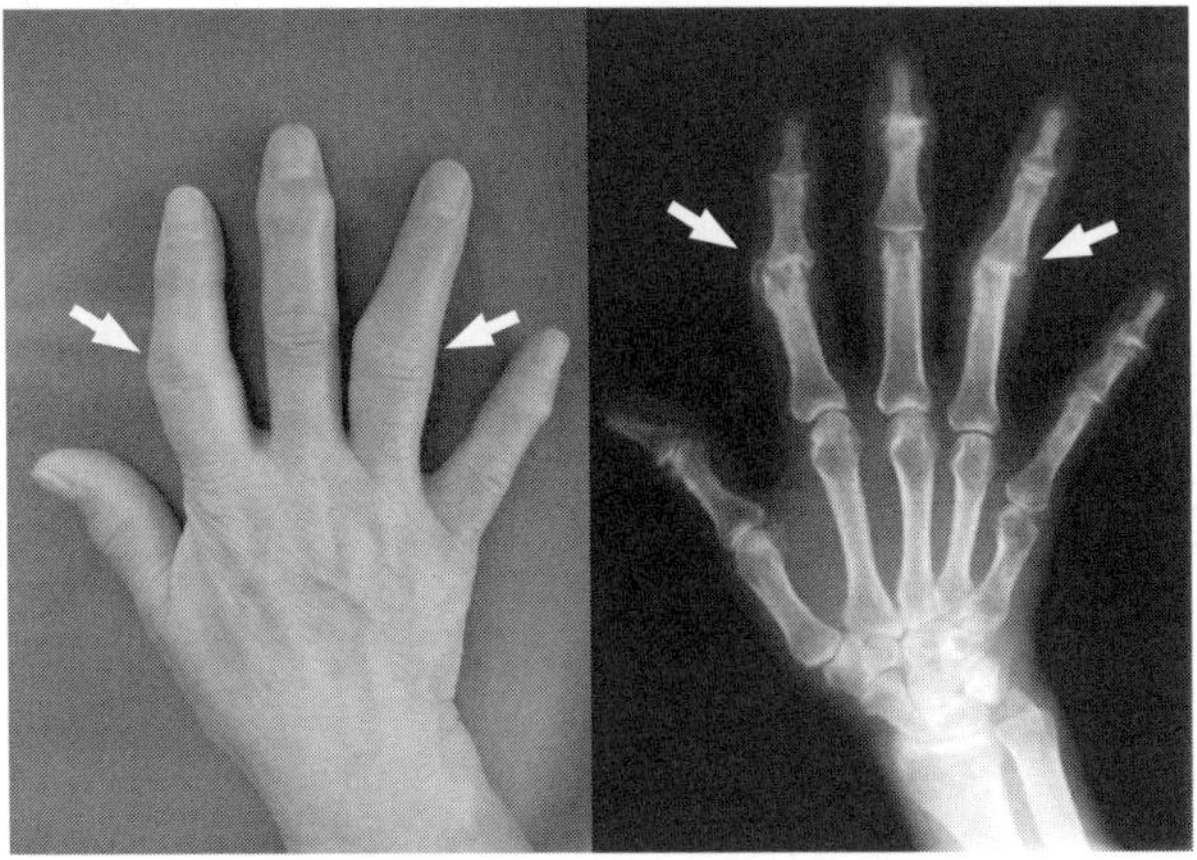

見られます。最近は、多くは更年期以降に長らく腱鞘炎を放置していたことが原因と考えられ、更年期以降のエストロゲンの減少との関連が指摘されています。

治療

一般的に治療法が確立されているとは言えませんが、われわれのクリニックでは以下のような手順で治療を行っています。

まずはエクオールを飲んでいただきながら、関節内にステロイド注射を行います。これで痛みが取れて日常生活に支障がなくなれば痛みが出たときに関節内注射を行っています。

次に、指を曲げる腱の一部を切除するという短時間の手術を行うこともあります。この方法は、われわれが考え出した手術法ですが、10分以内の短時間で終了し、関節の変形は残るものの痛みはかなり少なくなります。

関節の変形が高度な場合には人工関節の手術が選択されます。最近の人工関節は非常に発達しており、痛みもなく、よく動くようになります。

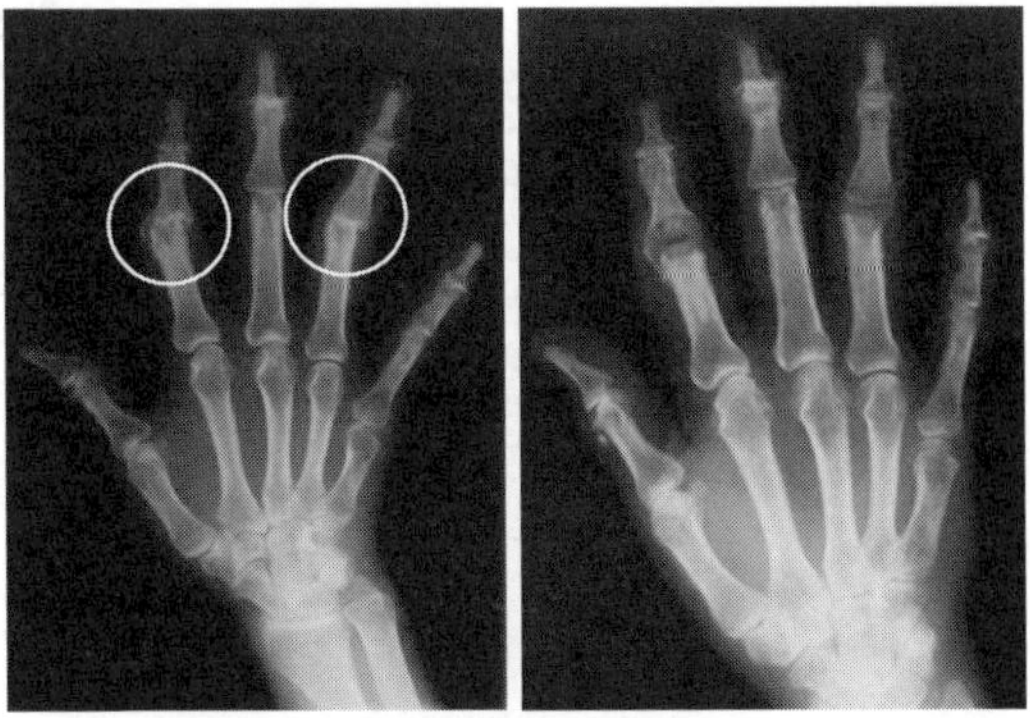

○で示した関節を人工関節に取り換えた。

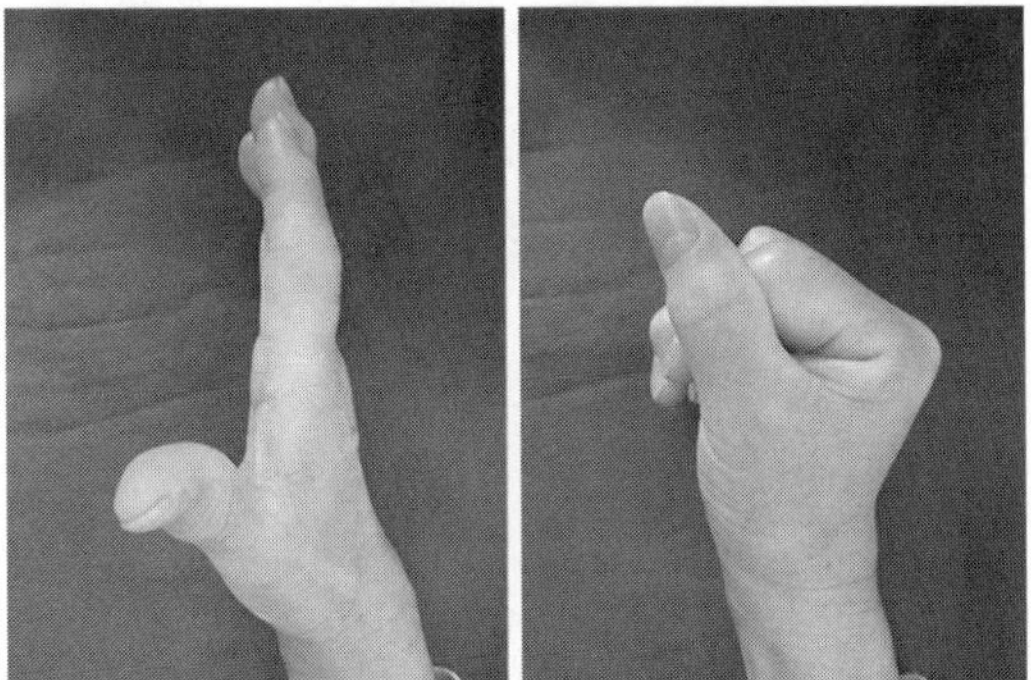

術後の痛みはなく、指の曲げ伸ばしができるようになった。

症状8 手や指の関節部がふくらんできた／痛くはない

診断

これは関節に風船のようなふくらみができる**ガングリオン**と呼ばれるものです。関節にできることが多いのですが、腱鞘にできることもあります。手だけでなく肘、足や膝にもできることがあります。性別や年齢による違いはなく、誰でもなることがあります。ただし、指の第1関節にできるガングリオンはミューカスシストあるいは粘液嚢腫《ねんえきのうしゅ》と呼ばれ、ヘバーデン結節に伴って発症することがあります。

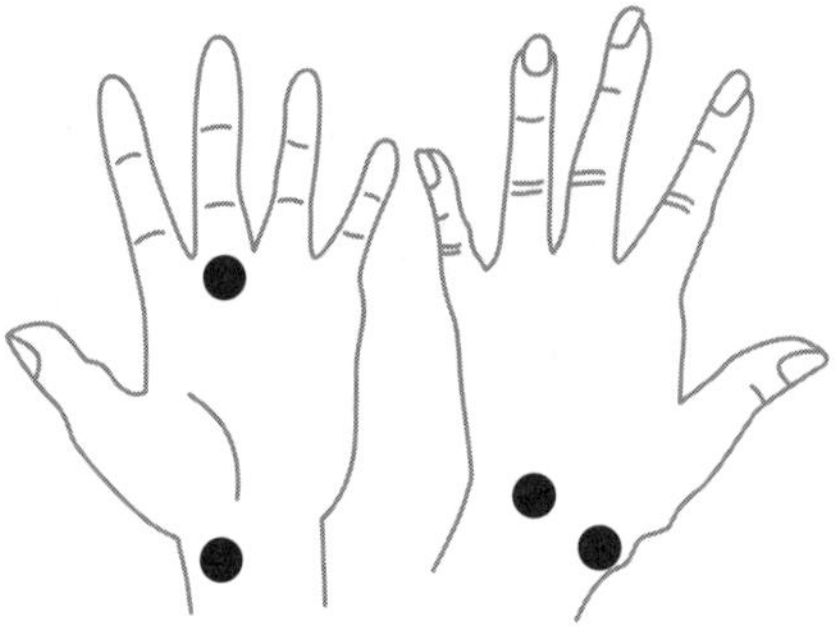

ガングリオンができやすいところ。

治療

ガングリオンの多くは痛みもなく放置しておいて構いません。注射器で内容物を吸い取ることもありますが、カプセルに包まれ関節と交通しているため、多くはすぐに再発します。しかし、神経を圧迫したりしてしびれや痛みが出るようになると、手術による切除が必要となります。また、見た目の悪さから手術することもあります。最近はとても小さな傷ですむ、ガングリオン全体を取るのではなくて、根元の部分を取るだけの手術もできるようになってきました。

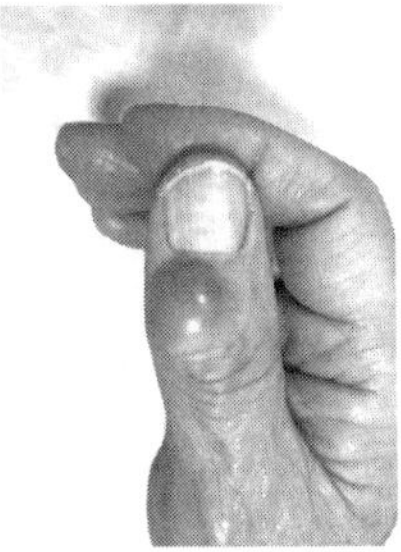

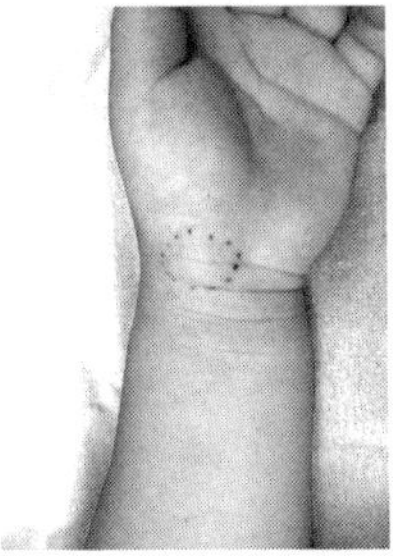

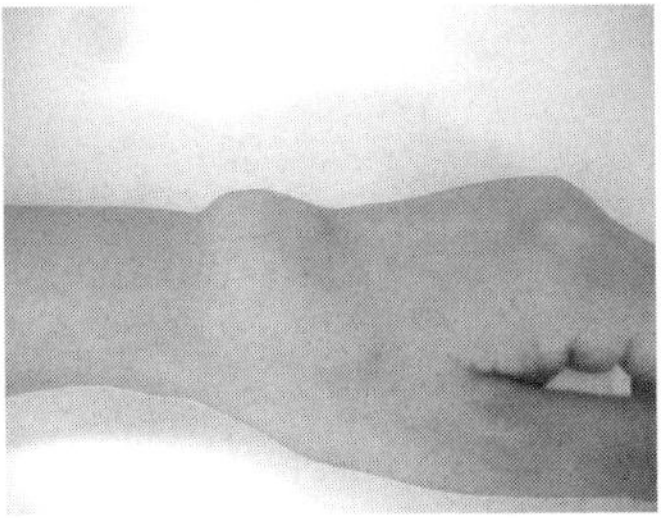

症状9

突き指してから第1関節が伸びなくなった

診断

突き指したり、指先を何かに強く挟んだりした後に第1関節が伸びなくなったならば**マレット指**を疑います。マレット指変形には指を伸ばす伸筋腱だけが断裂したものと、末節骨の小さな骨折を伴うものがありますが、いずれにしても伸筋腱が利かず指を伸ばすことができなくなります。

治療

骨折を伴わずに伸筋腱だけが切れた場合は6週

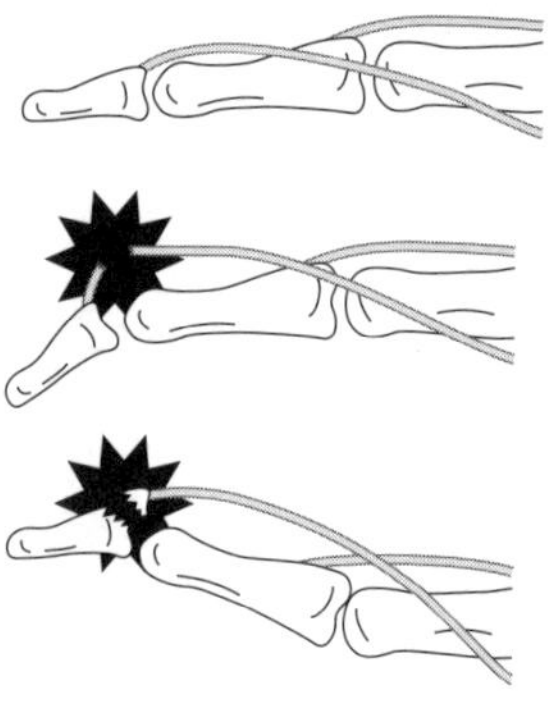

正常

腱断裂
指を伸ばすスジ（腱）が切れた状態

骨折を伴うもの
スジ（腱）がついている骨の一部が折れた状態

間程度の指の伸展固定（指を伸ばした状態で固定する）によって腱の再癒合を期待できる場合があります。しかし、これには徹底した伸展固定が必要で、日常生活で不便だからと言って、装具を付けたり外したりしていては腱の癒合は起きません。

逆に骨折を伴う場合は直ちに骨折を鋼線で留めることが必要です。２本の鋼線を使ってレントゲンを見ながら骨折をもとに戻してずれないようにする処置です。骨が癒合したらこの鋼線は抜去します。通常は切開はしないので傷が残ることはありません。

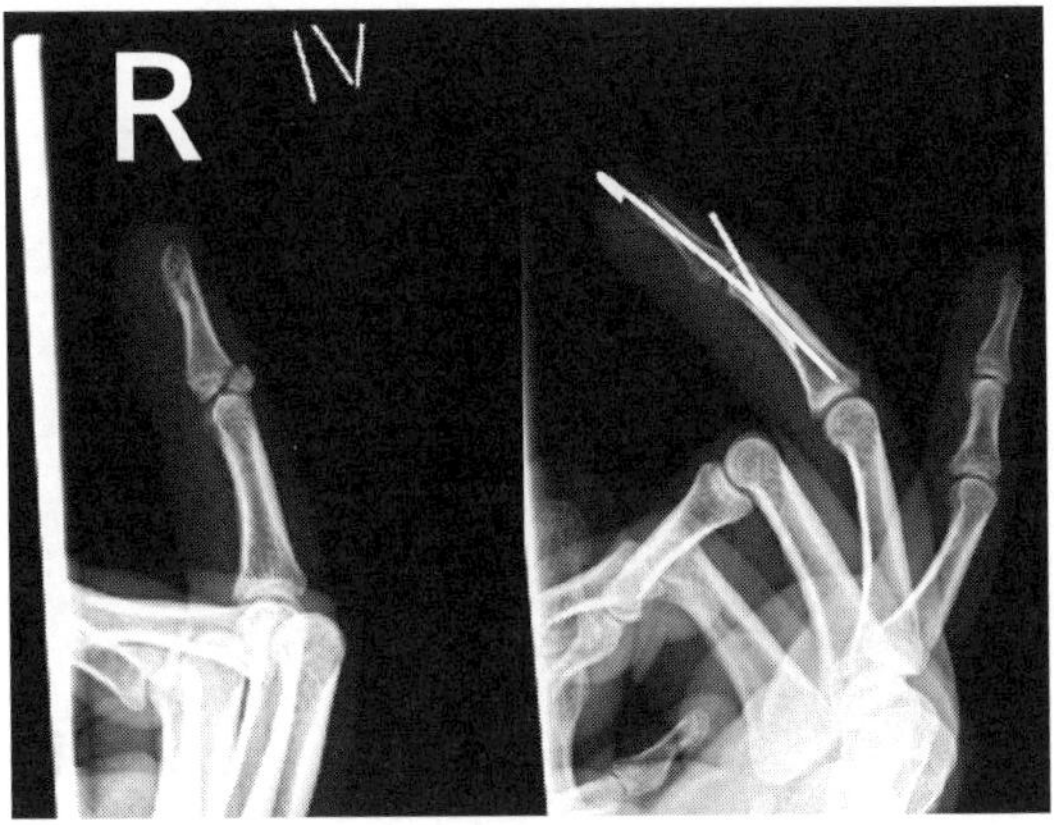

症状10
ものを持ち上げたり、タオルを絞ると肘が痛い

診断

テニス肘の可能性があります。肘を動かしたり、指を伸ばしたりすることで肘の外側を中心に痛みが出ます。テニスをする人によくある症状のためにテニス肘と呼ばれますが、テニスをしなくても日常生活で痛みは出ます。

初期には骨の変形はなく、手首や指を伸ばす働きの筋が肘の骨に付着している部分（上腕骨外《がい》側《そく》上顆《じょうか》）で痛みが出ます。

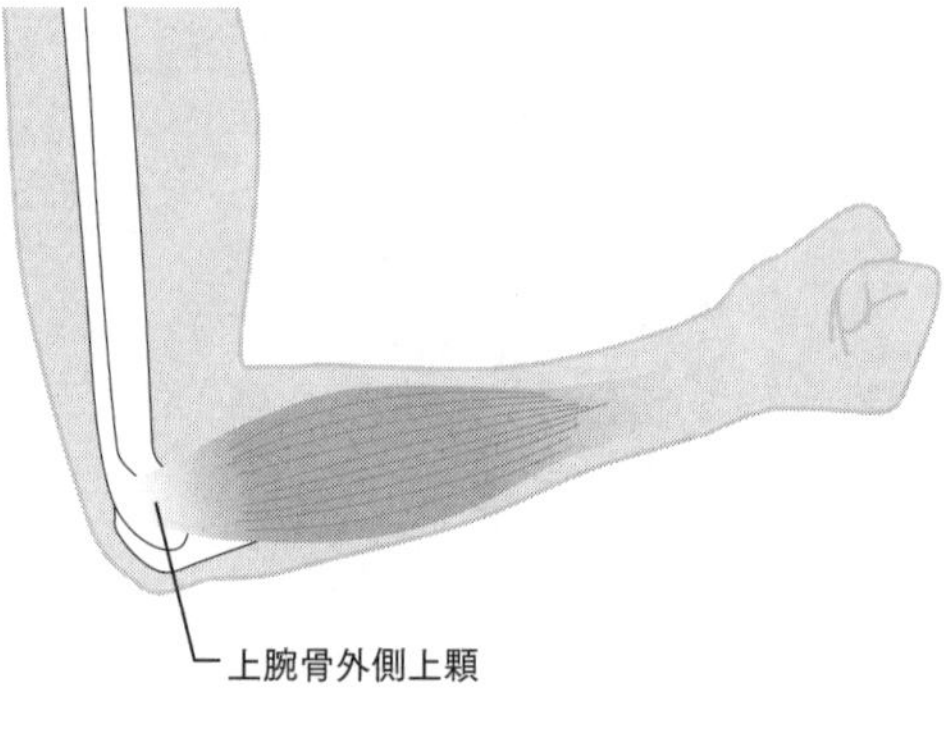

治療

ステロイドの局所への注射が非常に効き目があります。また、テニス肘バンドなどの装具も市販されています。症状は自然に消退することもあります。

症状11
手をついてから手首が痛い

診断

舟状骨《しゅうじょうこつ》骨折の可能性があります。この骨折は受傷直後にはレントゲンで判別できずに診断が遅れることがあります。その場合は**偽《ぎ》関節《かんせつ》**という状態となり、骨折の癒合が起きなくなります。

治療

まずはレントゲンやＣＴ撮影で正しい病態の把握が必要です。

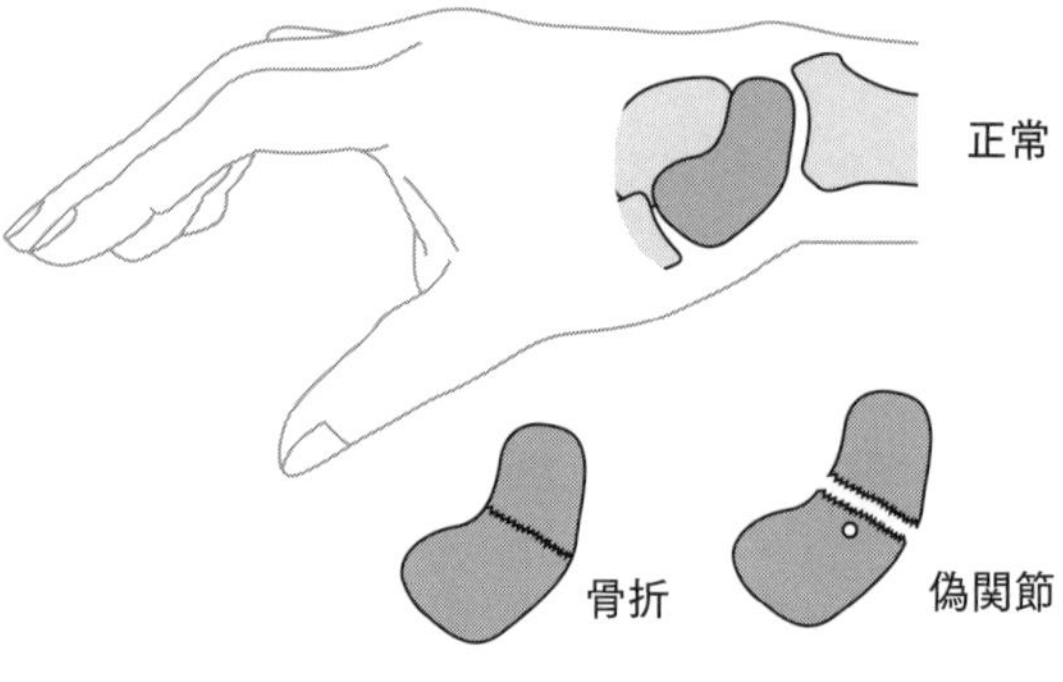

この骨折は骨が折れている割には痛みが少なく、放置されがちです。しかし、舟状骨は血行が乏しいために、骨折が治りにくいという特徴があります。仮に骨折を放置すると、次第に周囲に影響を与え、手首全体の動きが損なわれるようになります。保存的に治療すると長期間のギプス固定を必要とするため、手外科専門治療では積極的な外科治療が行われます。小さなスクリューによる骨折部の固定が一般的に行われます。

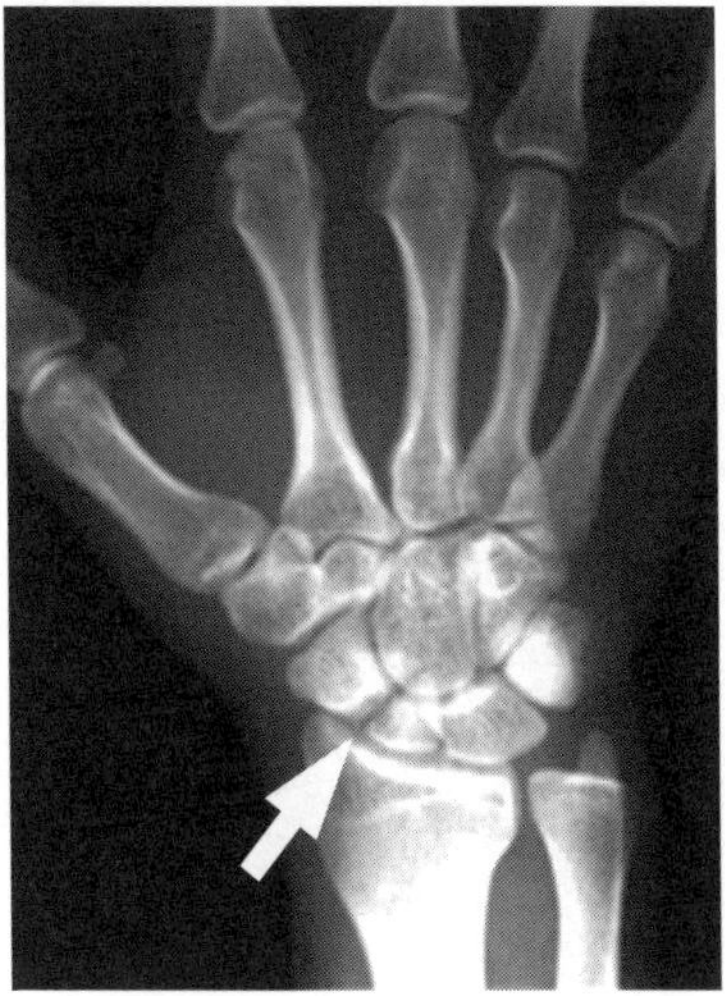

症状12

手をついて転んで手首の骨が折れた

診断

高齢者などが手をついて転ぶとよく**橈骨遠位端骨折**を起こします。手首の太い骨（橈骨）の先が折れます。

痛みが強く、手首が腫れて指に力が入らなくなります。反対の手で支えないといけない状態になります。

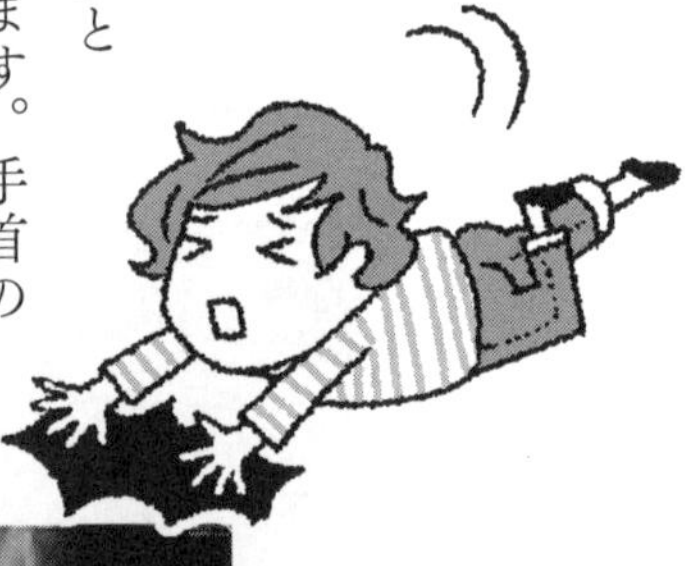

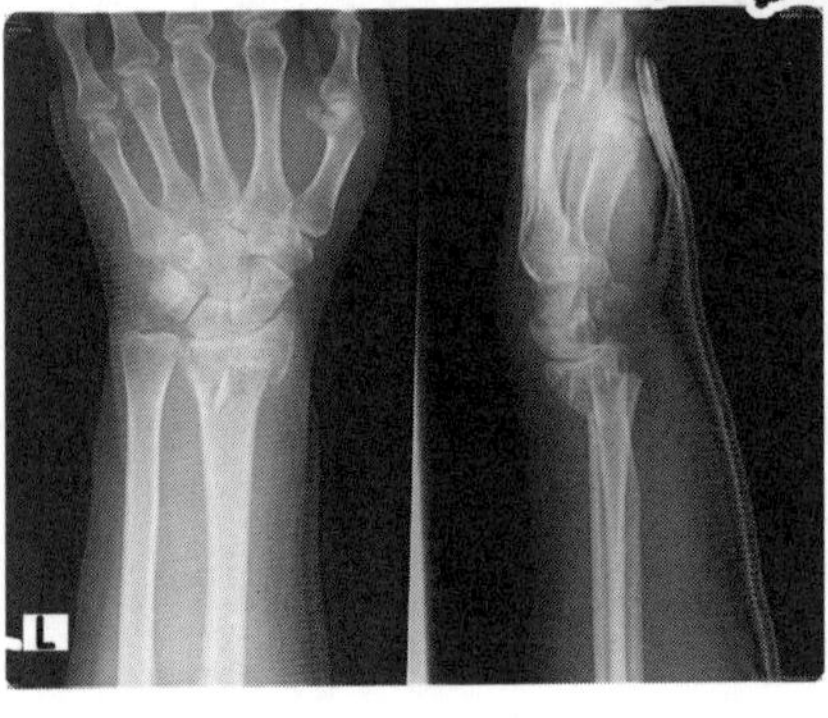

治療

まずは骨折のずれをもとに戻す徒手《としゅ》整復が行われます。従来は多少ずれていても、そのままギプス固定して骨をつけてしまう治療が一般的でしたが、数年後に様々な新たな障害（手首が痛くて動かせない、指の腱が切れて伸びない、など）を起こすことがあり、今では最初の骨折を積極的に手術でもとの状態に戻す治療がされるようになってきました。

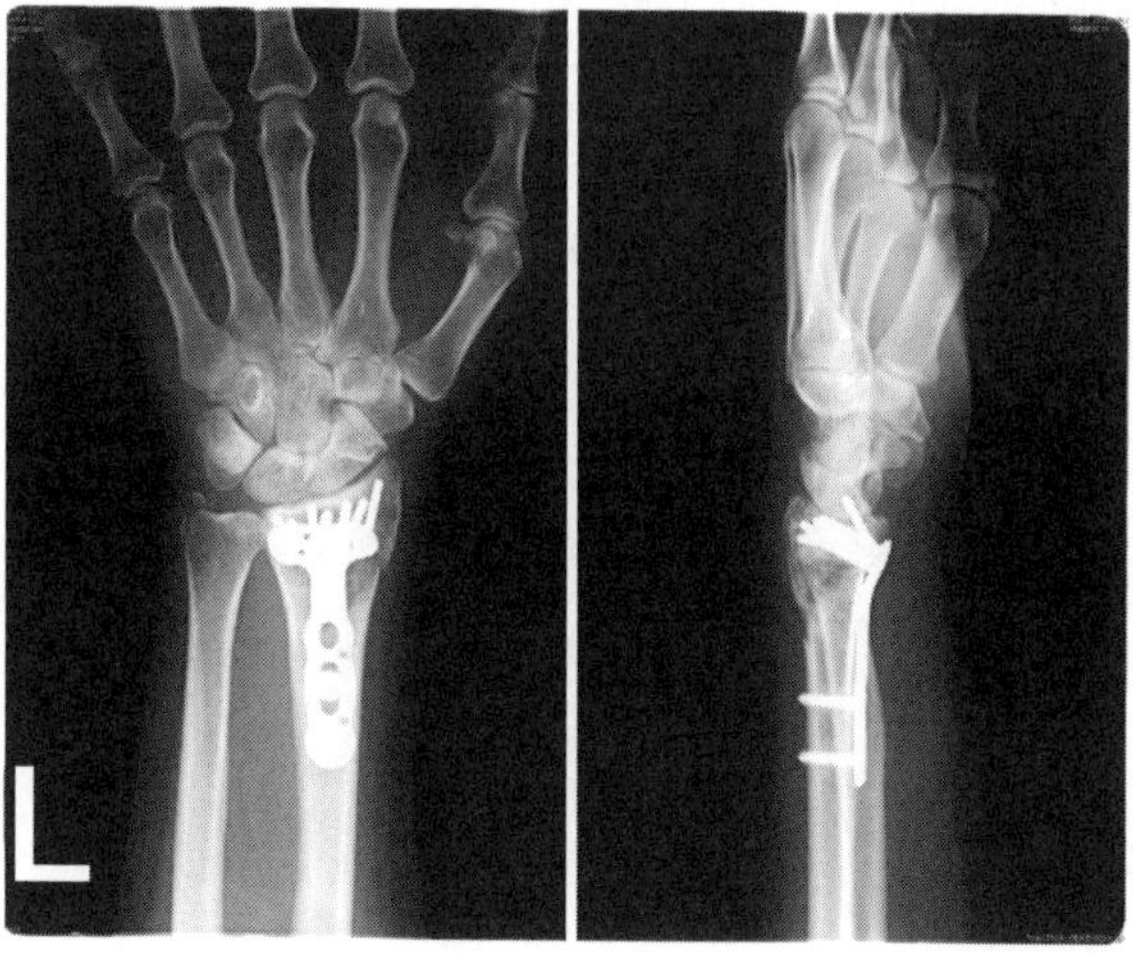

症状13

掌にしこりができて、指が伸ばしにくくなってきた

診断

デュピュイトラン拘縮《こうしゅく》の可能性があります。掌の皮膚の下にしこりができて、やがて指を伸ばせなくなります。

　薬指や小指に起こることが多く、かつては北ヨーロッパに多い病気とされてきましたが、今では日本でもたくさんの患者さんがいます。とくに、高齢者や糖尿病の方に多いとされています。

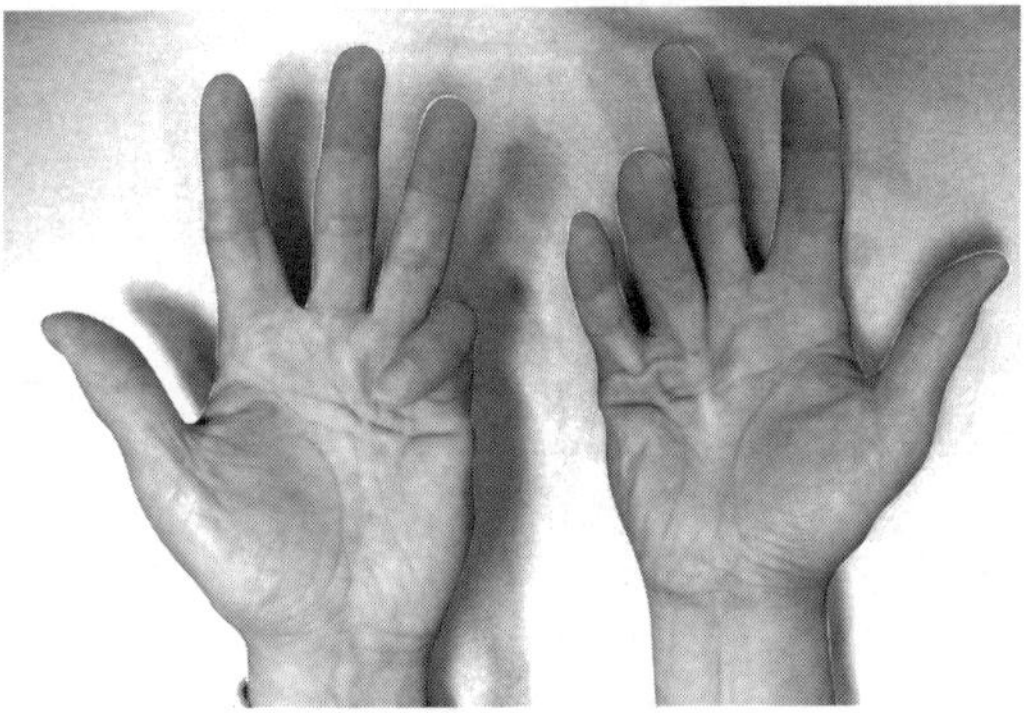

手術前の状態。

治療

従来は皮膚の下にできた病的腱膜というしこりを手術で切除するのが一般的でした。

しかし、最近ではコラーゲナーゼという成分を皮膚の下に注射することでこのような状態を改善することが可能となりました。この方法では手術することなく、注射するだけで指が伸びるようになります。ただし、この注射は日本手外科学会認定の手外科専門医・相談医だけにしか行うことが許されていません。

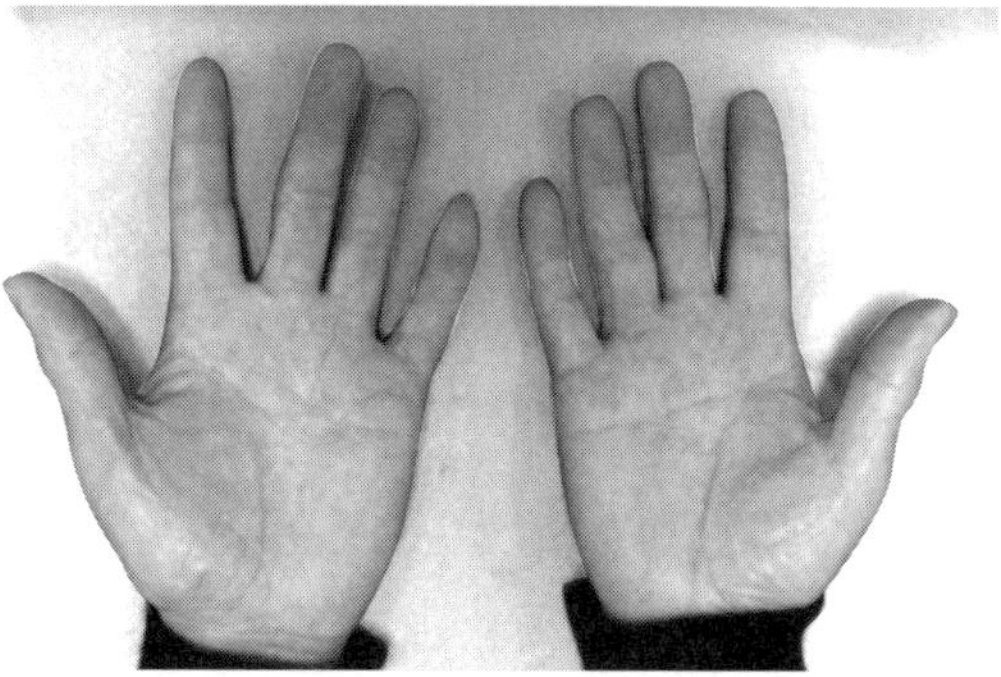

手術後の状態。

症状14 リウマチによる手指の障害

診断

関節リウマチと診断された場合は、まず、薬物療法によって炎症をコントロールする必要があります。炎症が抑えられたとしても、長い経過の中でリウマチは様々な手指の障害を起こします。手首の関節変形、伸筋腱断裂、指の関節変形などが起きてくることがあります。

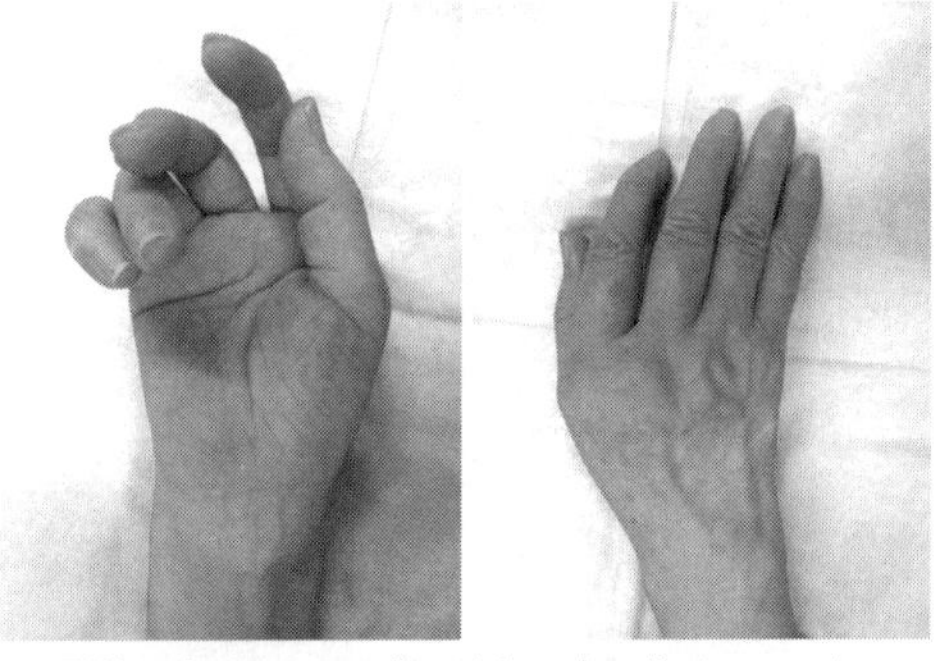

MP関節の変形によって指が小指の方へ曲がってしまっていて、しっかり握ることができない。

治療

手術で人工関節を入れるなど、適切な外科治療によって、日常生活での支障を軽減することが可能です。

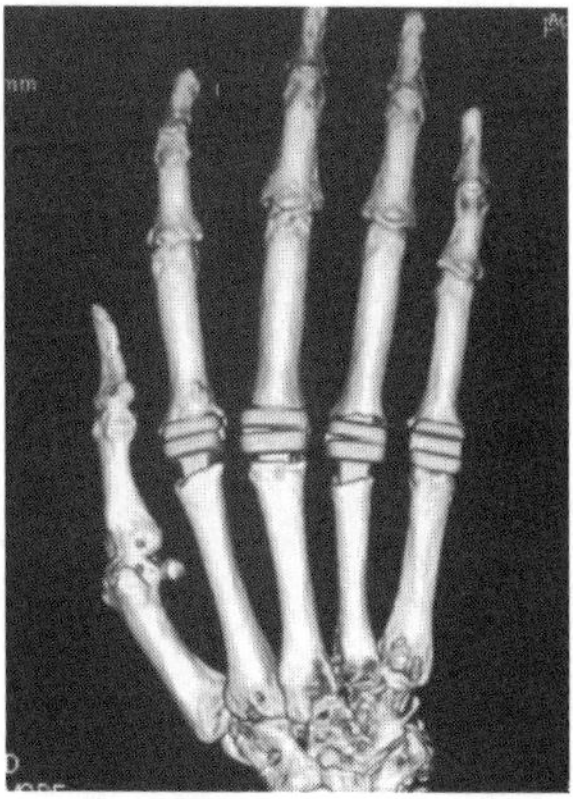

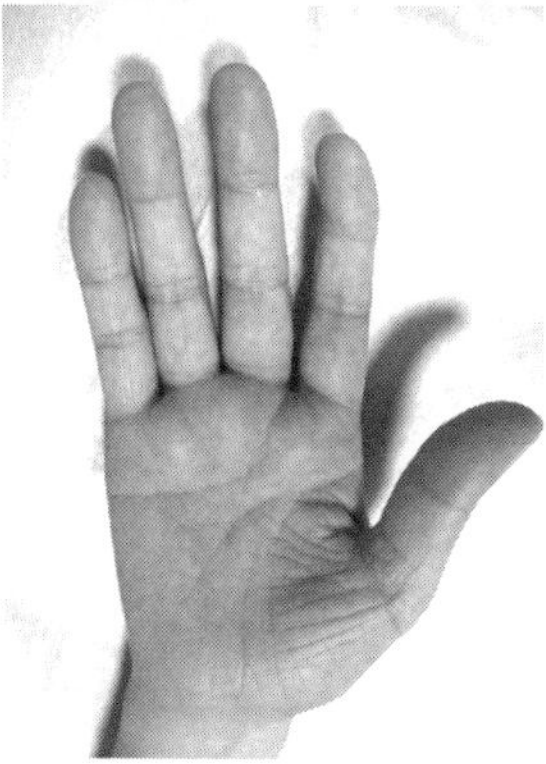

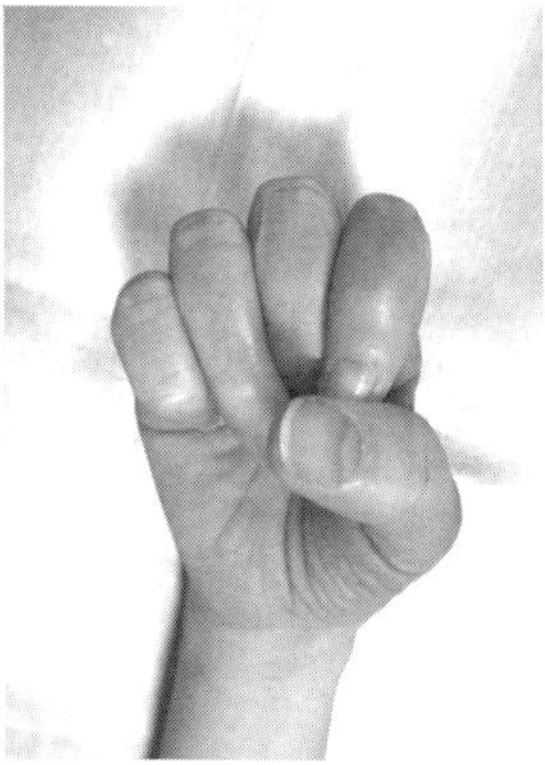

人工関節を入れることで、指はしっかり握って伸ばせるようになった。

5章

あなたとよく似た症状の人たちは、こうして病気を治しました

長い間、手指の不調で悩んできた皆さんが、どうやってその病気を克服したかについて、いくつかの具体例をご紹介します。

具体例1　Aさん　48歳女性

半年前から始まった**両手のしびれと指の関節痛**で来院されました。痛くて日常生活に著しい支障があるとのことです。しかも、痛いところが毎日変わるとのことでした。

レントゲンでは関節変形は見られませんし、外観上も手指の変形はありません。他院では「変形がなく正常」と言われましたが、こんなに痛くて正常のわけがないと訴えられます。既往歴をお聞きすると、2年前に乳がん手術を受け、1年前からタモキシフェンという薬の内服を開始していました。

診断と治療

乳がんはエストロゲン過多が大きな理由ですから、乳がん治療では術後にエストロゲンの働きを抑えるような薬を投与されます。そのために、人為的に更年期を起こしているような状態となります。乳がんの再発を抑えるためにはエストロゲンを投与することはできません。乳腺に多いのはエストロゲン受容体のαですから、αではなくβに主に効くエクオールをとればよくなるのではないかと考えました。そこで、エクオール（エクエル®、大塚製薬）をサプリメント（代替療法）として投与しました。

結果

2か月程度、エクオールを摂取していただいた結果、手指の痛みは10分の1以下に軽減しました。現在もエクオールを飲みながら乳がん治療を続けておられます。

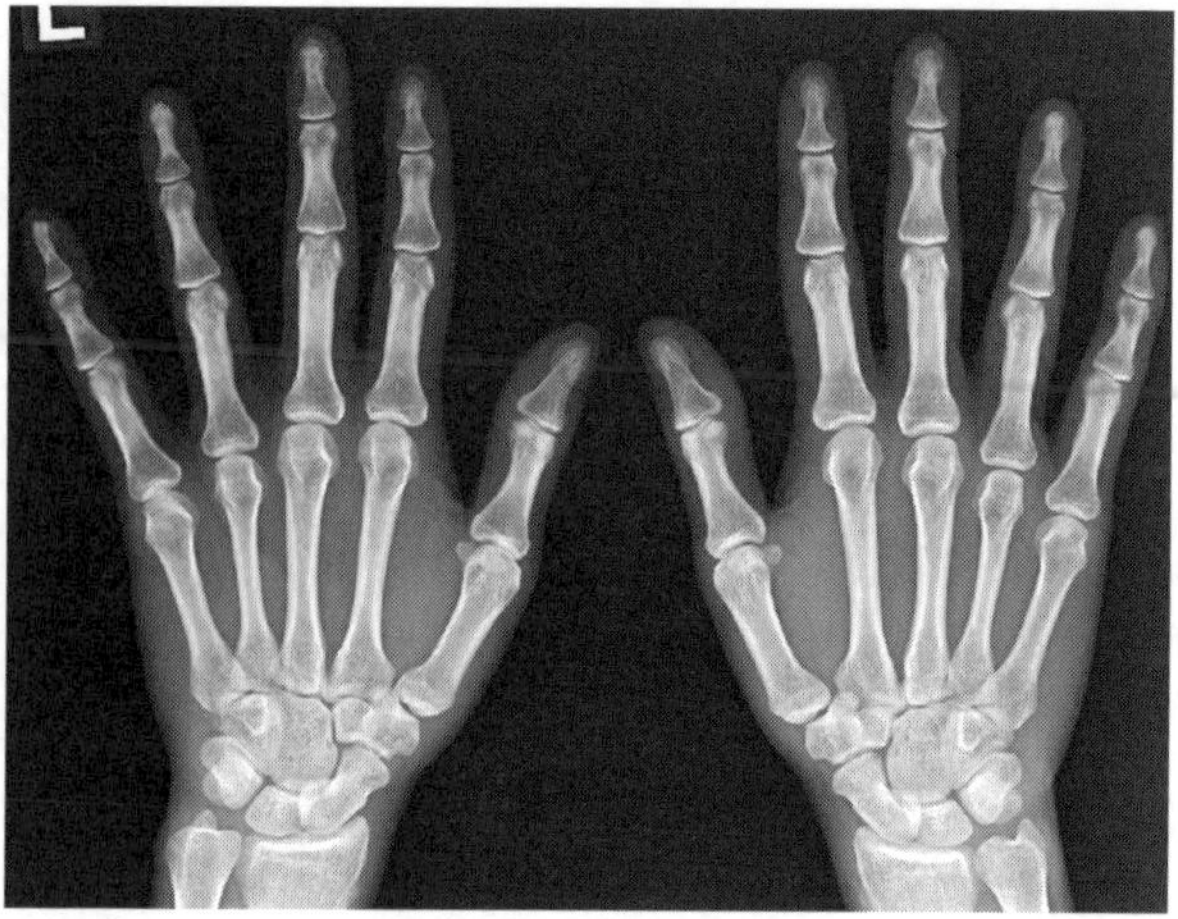

レントゲンでは関節変形は見られない。

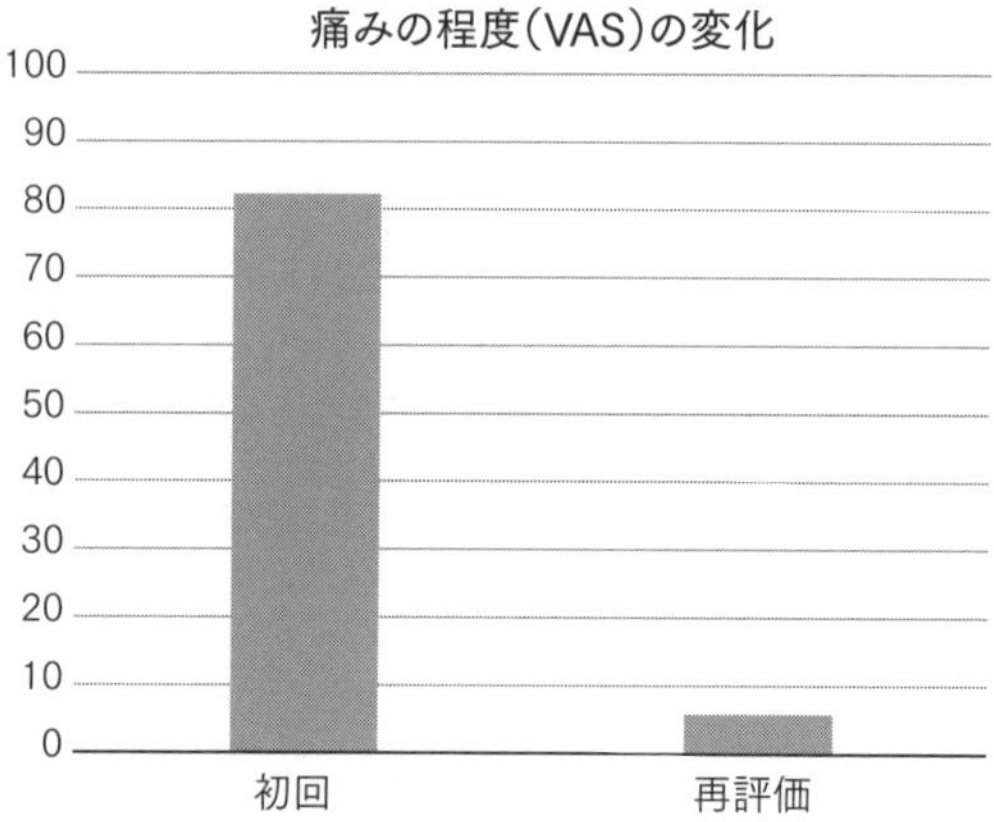

具体例2　Bさん　44歳女性

仕事は事務職で、**両側小指の第1関節痛と両手のこわばり、生理不順、左肩の痛み**を訴えて来院されました。まだ閉経はしていませんでした。

レントゲンでは小指の第1関節変形は軽度でした。

診断と治療

指の関節変形は軽度ですが、体中のあちこちに痛みが出てきていました。44歳で生理不順があるということですから更年期に入ったのかなと考えエクオールを摂取していただくことにしました。

結果

エクオールを飲み始めて3か月未満で、手指の痛みだけでなく体のあちこちの痛みがほぼ消失しました。生理不順もやや改善しました。

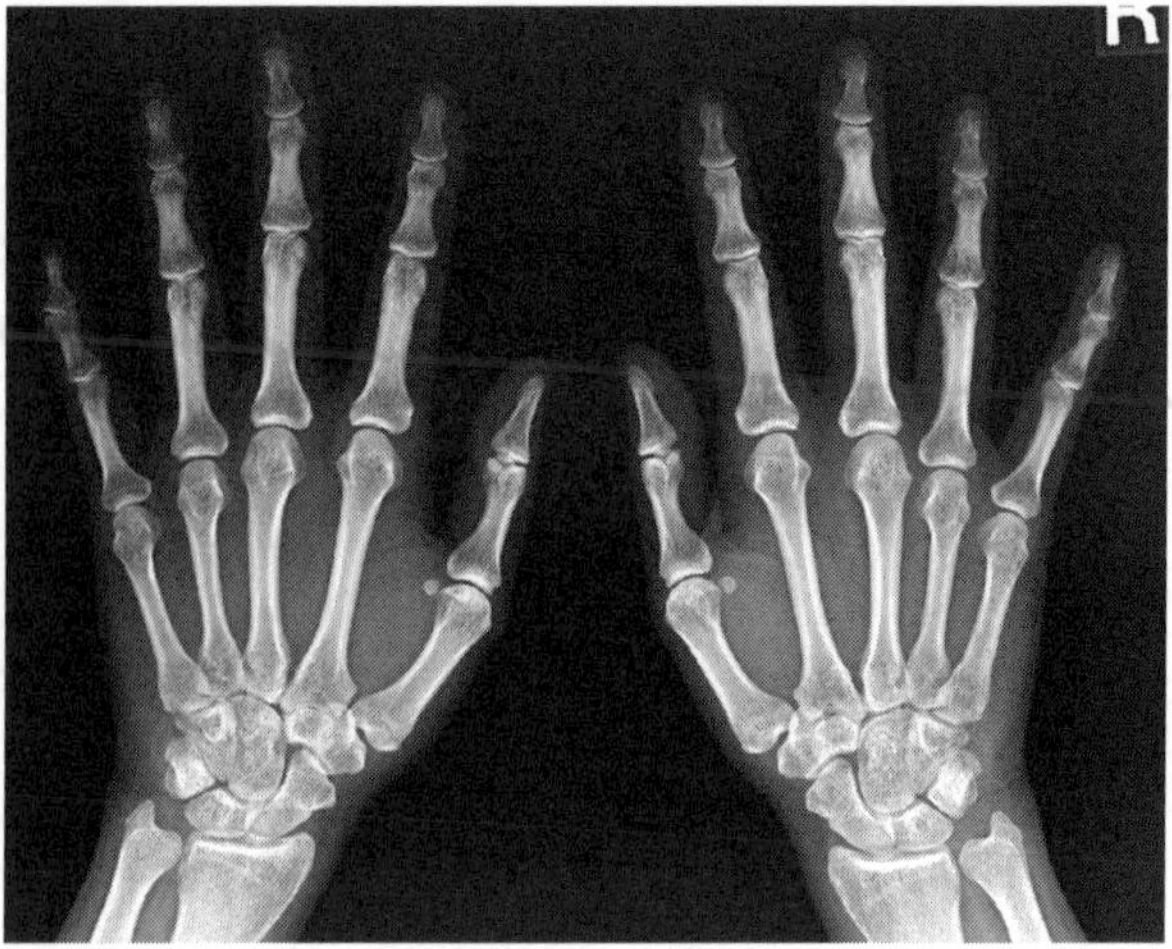

小指の関節変形は軽度だった。

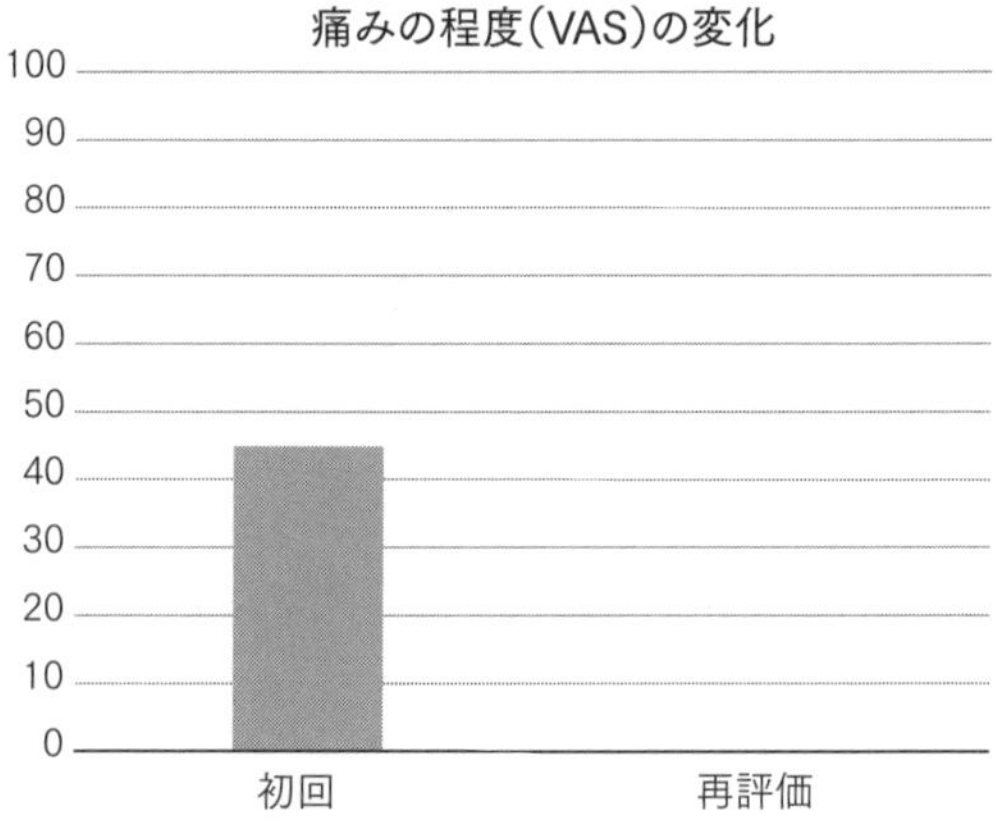

具体例3　Cさん　58歳女性

両手のこわばりと痛みを訴えて来院されました。甲状腺機能低下症があり、甲状腺ホルモン剤を内服しておられます。6年前に閉経しています。

当初はステロイド剤の皮下注射でこわばりは軽快していました。その後は漢方薬を処方され6か月飲んでいましたが、手の他に足関節痛も出てきました。

診断と治療

甲状腺機能低下症も更年期になると始まる病気です。関節や腱と同じエストロゲン受容体βが関連しています。

そこで、エストロゲン受容体βを活性化するエクオールの内服を始めました。

結果

痛みの程度を表すＶＡＳは96と非常に高い値を示していたのですが、エクオールを3か月程度内服して、さらに通常のステロイドの関節内注射をしていましたら、3か月後には12まで低下しました。

この程度まで下がれば日常生活も送れるとのことで、継続してエクオールを飲んでいただいています。

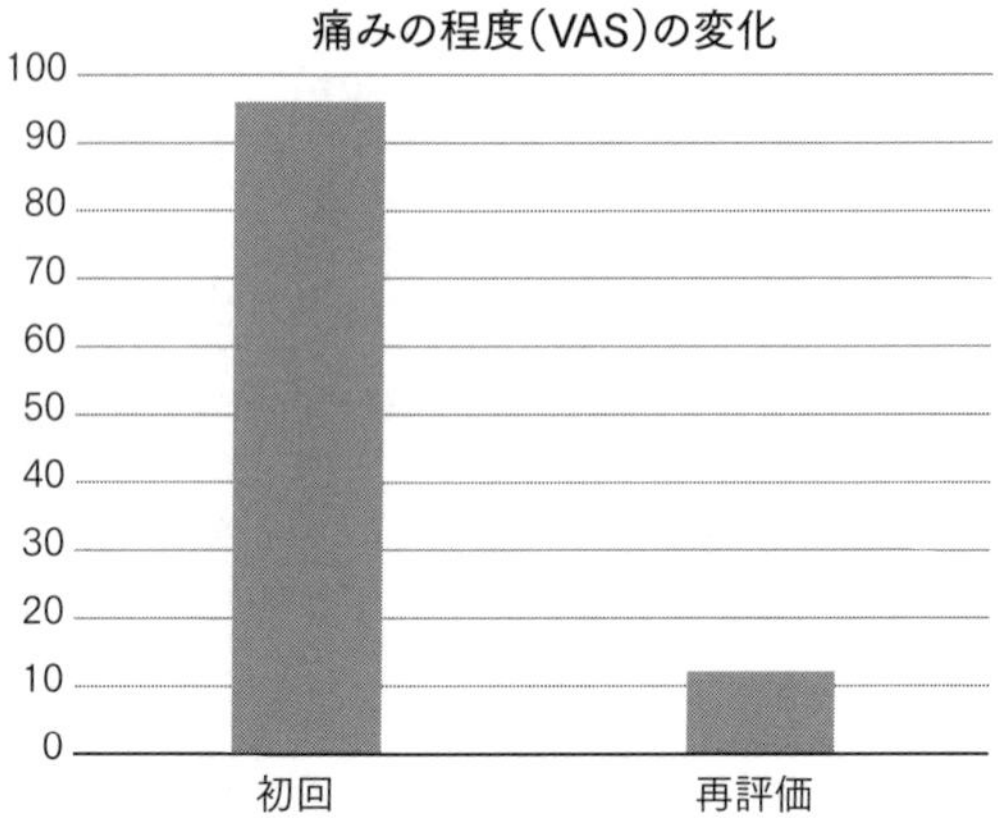

具体例4　Dさん　64歳女性

ジムでダンスを教えている方で、10年来の**両側手指の第1・第2関節変形痛**がありました。10年以上前に閉経しています。

他院でヘバーデン・ブシャール結節との指摘を受けましたが「治らない」と言われたそうです。

診断と治療

ヘバーデン結節やブシャール結節の治療ではまず、関節内にステロイド注射をして痛みを取りますが、初回診察でステロイド注射を希望されず、エクオール内服で経過をみることにしました。

2回目の診察は2か月後でした。

痛みの程度を示すＶＡＳは悪化しておりましたが、Ｄさんは「体調は良い、朝もすっきり目が醒める、でも指は痛い」とおっしゃるので、関節内へのステロイド注射をすることにしました。

結果

さらに3か月後の診察では「お肌のシミが取れてうれしい、指も痛くない、旦那を怒鳴らなくなって夫婦も円満になった」と喜んでおられました。

以後は毎日、エクオールを飲んでいただき、3か月ごとに痛い関節へのステロイド注射で痛みをコントロールしています。

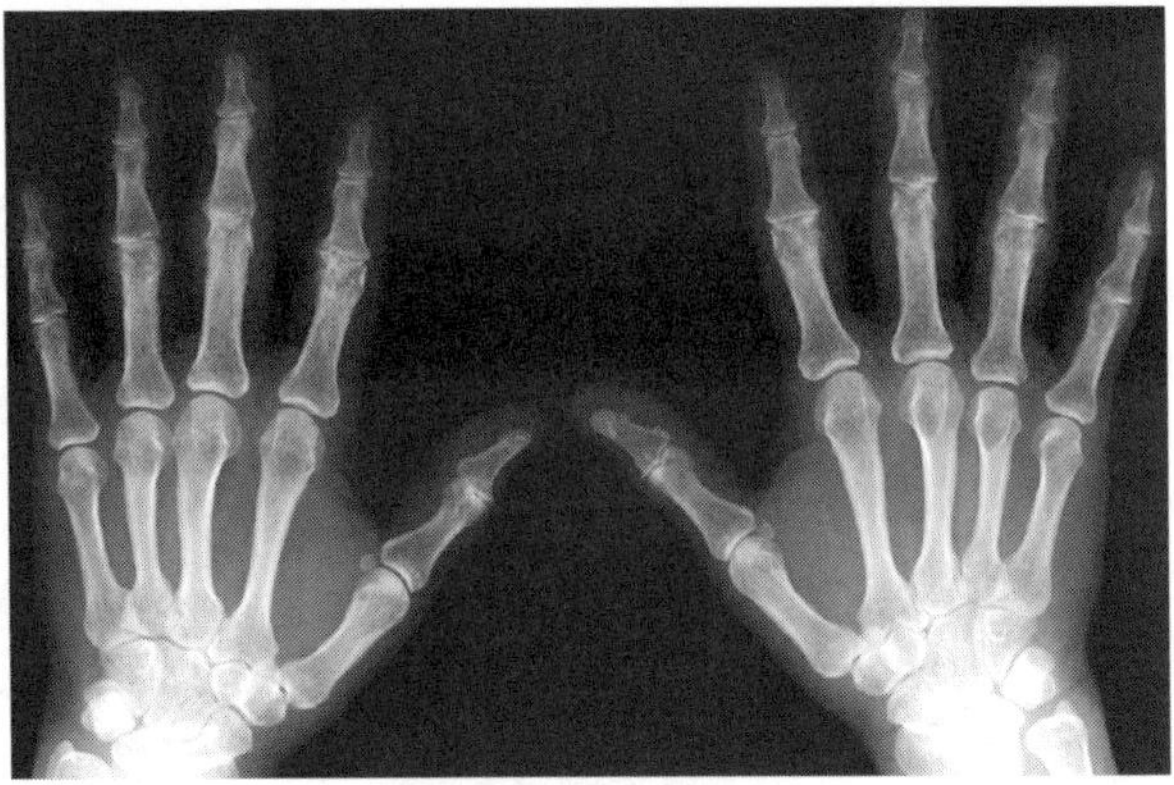

両手の指の第1・2関節に変形が見られる。

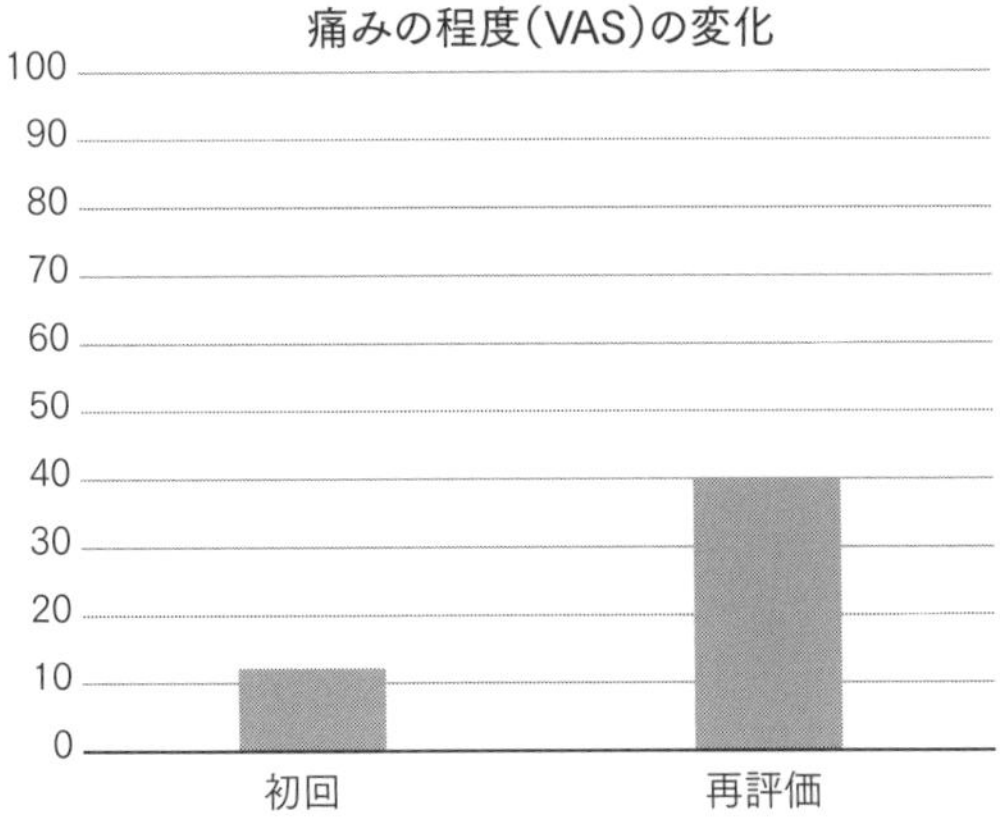

具体例5　Eさん　68歳女性

両手指の関節変形と痛みで来院されました。お花屋さんを経営されていますが、指が痛くて仕事ができず、そろそろお店を閉めようかと考えているとのことでした。

診断と治療

指の変形（ブシャール結節）が高度なため、手術による治療をお勧めしました。右手の中指の第2関節には人工関節を入れて、痛みが強かった左手の中指・小指・右手の人差し指では腱を切って痛みをとるという手術を行いました。

結果

痛みの程度を示すＶＡＳは65から12まで減少し、人工関節もよく動き両手の指をしっかり握れるようになりました。

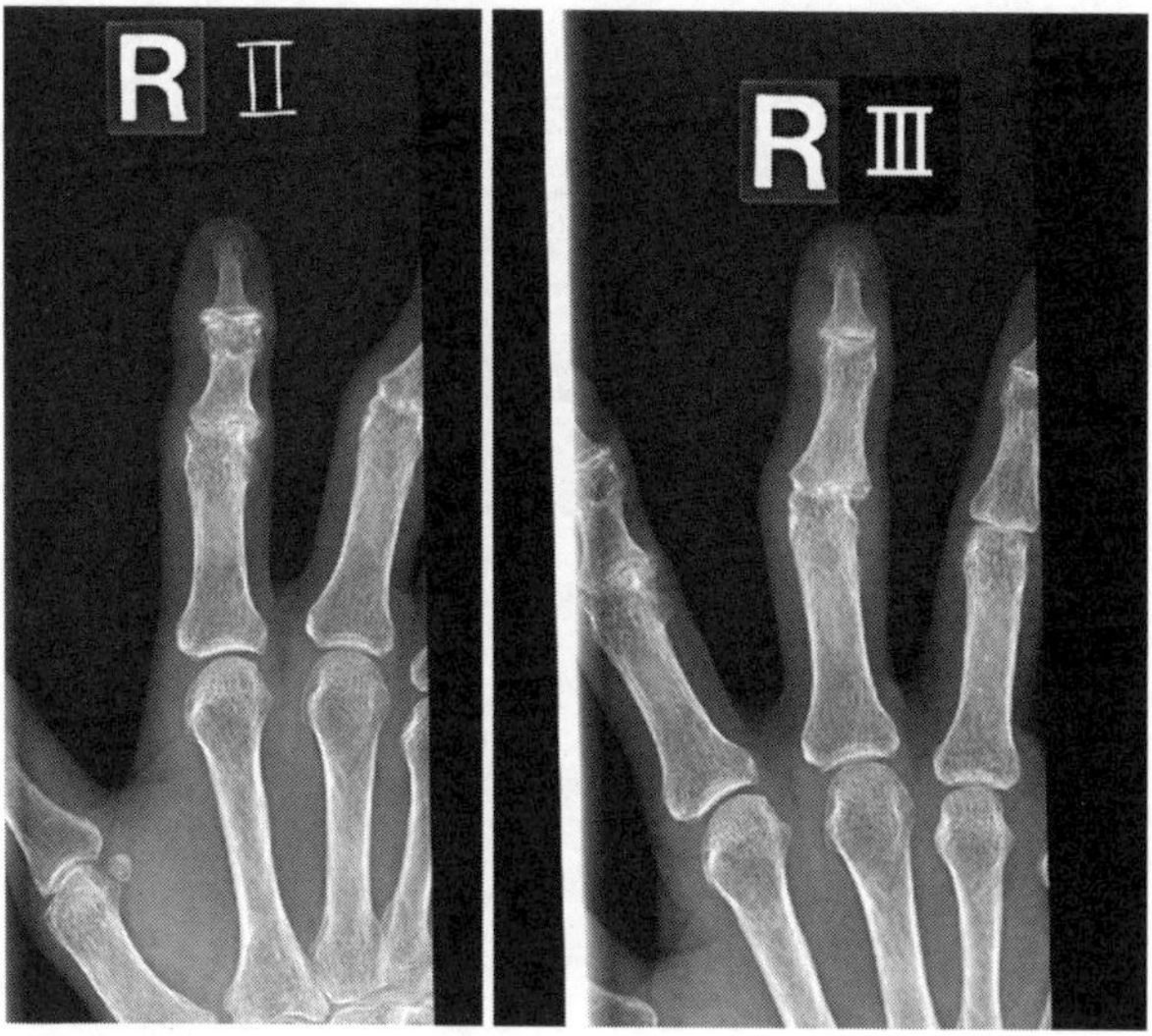

手術前。高度な指の変形が見られる。

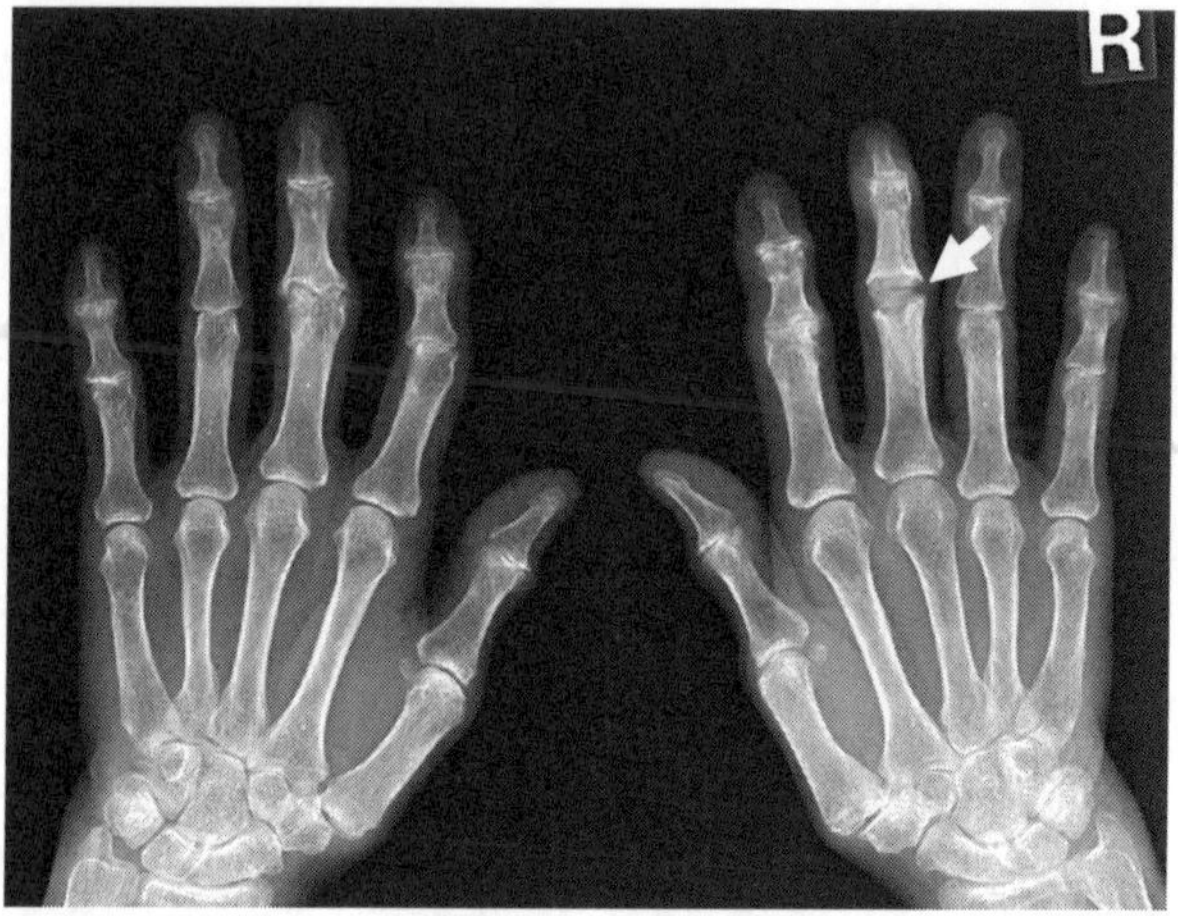

右手の中指第2関節には人工関節が入っている。左手の中指、小指、右手の人差し指には痛みをとる手術を行った。

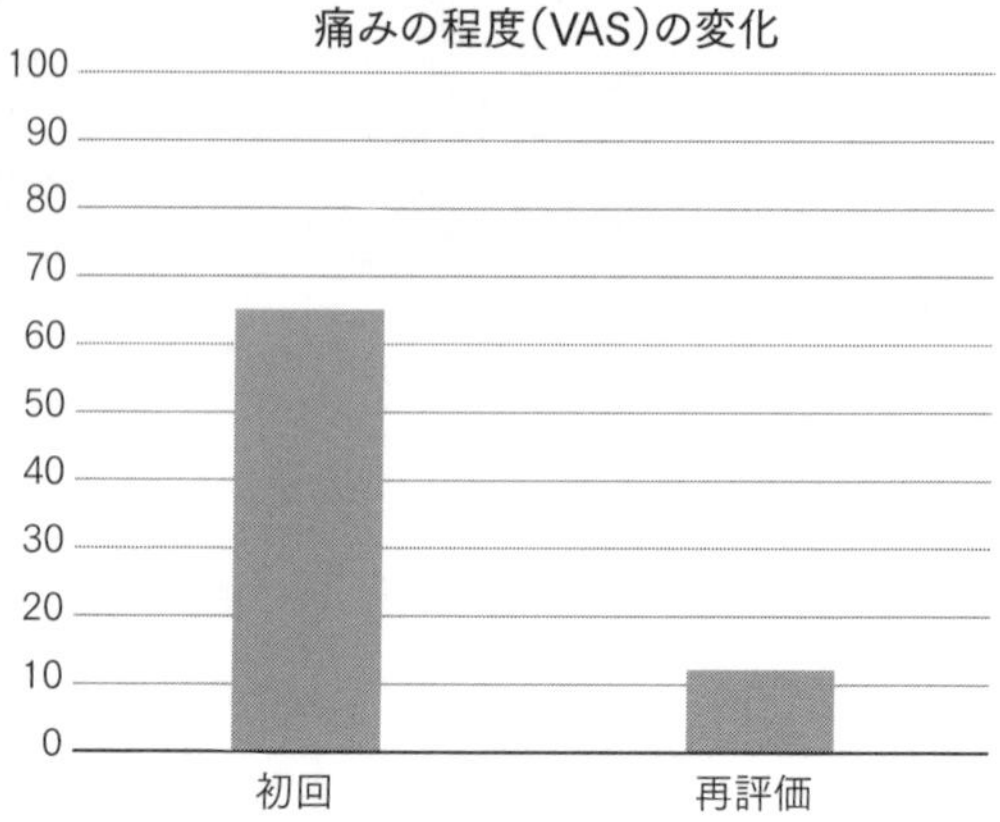

さいごに

✤手の病気は手外科医に診てもらおう

われわれのクリニックの外来を訪ねて来られる患者さんの多くが、「近所の整形外科に行ったけど、指の病気は治らないと言われた」とおっしゃいます。私が治りますよ、と申し上げるとびっくりしたり、感激して泣いてしまわれる方もおられます。どうして「手の病気は治らない」などという迷信のようなことが今も言われているのかよくわかりません。われわれ手外科専門医の存在感が薄いからでしょうか。

手の病気やけがを治すことを専門に行っている医師たちを「手外科医」と言います。昔は「手の外科医」とも言っていましたが、数年前に手外科医と名称を変えました。手外科医のいる手外科は主に整形外科と形成外科の中にあります。

日本手外科学会という学会があり、整形外科医と形成外科医で構成されています。１９５７年に創設され、なんと60年以上の歴史がある古い学会なのですが、意外と知られていません。会員も３４００名以上おり、世界のリーディングソサエティとなっています。そして、毎年8月10日は日本手外科学会が申請した「手《ハンド》の日」という記念日でもあります。

この日本手外科学会のホームページ（http://www.jssh.or.jp/）を見てください。このサイトで皆さんの近くにいる手外科専門医を探すことができます。日本手外科学会が行っている難しい専門医試験に合格した俊英ばかりで、２０１９年10月現在、日本中に９７２名の専門医がいます。あなたの家や職場のそばにも手の専門医は必ずいます。探してみてください。

✤自分に合った手のお医者さんを探してみよう

手は小さな器官ではありますが、実に多様な症状と病気があります。ですから一言で「手の専門医」と言っても、専門分野はいろいろです。1章にも書きましたが、手外科の専門分野は主に4つに分かれます。

・外傷……骨折や切断など
・先天異常……生まれつきの障害
・腫瘍……皮膚や骨にできるもの
・変性疾患……年齢と共に出てくるもの

この本でご紹介している更年期の手の不調は「変性疾患」の分野に入ります。

まずは日本手外科学会の専門医サイトでお近くの手外科専門医を探し、「変性疾患」の専門家かどうか問い合わせてみてください。あなたの手の病気を見つけてくれる専門医は必ずどこかにいます。あきらめずに、あなたに合った手の専門医を探しましょう。

参考文献

〈和文〉

麻生邦一　Bouchard 結節の臨床的検討　日手会誌　22(4), 497-500, 2005

麻生武志、内山成人：ウイメンズヘルスケアにおけるサプリメント：大豆イソフラボン代謝産物エクオールの役割　日本女性医学学会雑誌　20(2), 313-332, 2012

内山成人：更年期と加齢のヘルスケア　7(1), 26-31, 2008

内山成人、上野友美、正樹恭介ら　日本人女性における大豆イソフラボンおよびエクオールと更年期症状の関係に関する調査研究　日本更年期医学会雑誌　15: 28-37, 2007

金子哲也ほか　一般住民における手指屈筋腱腱鞘炎の疫学調査　日手会誌　9(4); 411-414, 2013

厚生労働省 平成23年国民健康・栄養調査報告

児玉理恵、吉村典子　手の変形性関節症の有病率と関連因子――大規模住民コホートＲＯＡＤスタディ　整・災外　61: 499-503, 2018

日本更年期医学会編 更年期医療ガイドブック２００８年版

野崎雅裕：更年期と加齢のヘルスケア　12(1), 128-132, 2013

戸張佳子、平瀬雄一、桑原眞人、平良貴志、山田哲生　ＰＩＰ関節症症例の検討

第１報：当科での臨床像　日手会誌　(J Jpn Soc Surg Hand) 31(4); 461-465, 2015

平瀬雄一、桑原眞人、平良貴志、戸張佳子、山田哲生　ＰＩＰ関節症症例の検討

第２報：Bouchard 結節に対する切腱術について　日手会誌 (J Jpn Soc Surg Hand) 31(5); 716-721, 2015

平瀬雄一　女性疾患としての手の痛み　日女性医学誌（日本女性医学学会雑誌）25(2); 307-311, 2018

藤澤幸三、稲田均、木野旬、横角健二、平田仁、小川邦和、荻原義郎　Heberden 結節――一般人口中における発生頻度調査――　日手会誌　4(2): 769-772, 1987

〈欧文〉

Aso T and Uchiyama S　Supplements for women's healthcare : the role of Equol metabolized from soy isoflavone. (Jpn.) The Japan Society for Menopause and Women's Health 20(2), 313-332, 2012

Atkinson C, Ray RM, Li W, Lin MG,Gao DL, Shannon J, Stalsberg H, Porter PL, Flankrnfeld CL, Wahata K, Thomas DB, Lampe JW　Plasma equol concentration is not associated with breast cancer and fibrocystic breast conditions among women in Shanghai,China. Nutrition Research 36: 863-871, 2016

Axelson M, Kirk DN, Ferrant RD, Cooley G, Lawson AM, Setchell KD　the indentification of the weak oestrogen equol in human urine. Biochem J 201(2); 353-357, 1982

Engdahl C, Börjesson AE, Forsman H, Andersson A, Stabelius A, Chambon P, Islander U, Ohlsson C, Carlsten H, Laquerquist MK　The role of total and cartilage-specific estrogen receptor alpha expression for the ameliorating effect of estrogen treatment on arthritis. Arthritis Research & Therapy 16(4) :R 150, 2014

Dahaghin S, Biema-Zeinstra SM, Ginai AZ, Pols HA, Hazes JM, Koes BW Prevalence and pattern of radiographic hand osteoarthritis and association with pain and disability (Rotterdam study). Ann Rheum Dis 64(5): 682-687, 2005

Gilman AG. Et al., Pharmacological basis of therapeutics. 10th edition, 2001

Hirase Y. : Hand and Fingers Disorder as Women's Disease – Why My Hands and Fingers Hurt and Grow Numb. Clinics in Surgery 2018; Vol.3: Article 2170

Ingram D, Sanders K, Kolybaba M, Lopez D Case-control study of phyto-oestrogens and breast cancer. Lancet 350: 990-994, 1997

Jou HJ, Wu SC, Chang FW, Ling PY, Chu KS, Wu WH Effect of intestinal production of equol on menopausal symptoms in women treated with soy isoflavones. International J of Gynecology and Obstetrics 102: 44-49, 2008

Ju YH, Fultz J, Allred KF, Doerge DR, Helferich WG Effects of dietary daidzein and its metabolite, equol, at physiological concentrations on the growth of estrogen-dependent human breast cancer (MCF-7) tumors implanted in ovariectomized athymic mice. Carcinobenesis 27(4); 856-863, 2006

Katsuyama H Molecular Medicine Reports 3: 531-535, 2010

Kim JK, Hann HJ, Kim MJ, Kim JS The Expression of Estrogen receptors in the tenosynovium of postmenopausal women with idiopathic carpal tunnel syndrome. J. Orthopaedic.Research. 28; 1469-1474, 2010

Maffuli N, Waterston SW, Squqir J, Reaper J, Douglas AS. Changing incidence of Achilles tendon rapture in Scotland; a 15-year study. Clin J Sport Med 9; 157-160, 1999

Marrian GF, Haslewood GA Equol, a new inactive phnol isolated from the ketohydroxyoestrin fraction of mare's urine. Biochem J. 26(4); 1227-1232, 1932

Setchell KD and Clerici C Equol : History, chemistry, and formation The J. Nutr. 140: 1355S-1362S 2010

s: biological effects and relevance to human health J. Nutr. 129(3); 758S-767S, 1999

Toesca A, Pagnotta A, Zumbo A, Sadun R Estrogen and progesterone receptors in carpal tunnel syndrome Cell Biology International 32; 75-79, 2008

Shen PC, Wang PH, Wu PT, Wu KC, Hsieh JL, Jou IM The Estrogen Receptor-β Expression in De Quervain's Disease. Int J Mol Sci. 2015 Nov 4; 16(11): 26452-62

Wilder FV, Barrett JP, Farina EJ Joint-specific prevalence of osteoarthritis of the hand. Osteoarthritis Cartilage 14(9): 953-957, 2006

Zhang E, Zhang H, Liu F, Dong C, Yao Y, Yun Z, Jian W, Ma B. Estrogen exerts anti-inflammatory effects by inhibiting NF-κ B pathway through binding with estrogen receptor β on synoviocytes of osteoarthritis. Xi Bao Yu Fen Zi Mian Yi Xue Za Zhi. 2016 Dec; 32(12): 1605-1609 (article in Chinese)

〈著者プロフィール〉

平瀬雄一（ひらせ・ゆういち）

1956年生まれ。東京慈恵会医科大学卒業、米国カリフォルニア大学サンフランシスコ校へ留学。米国デービスメディカルセンターでProf. Harry Buncke（ハリー・バンキ教授）に師事。デービスメディカルセンター客員教授、慈恵医大柏病院形成外科診療医長、埼玉成恵会病院形成外科部長を経て、2010年四谷メディカルキューブ手の外科・マイクロサージャリーセンターのセンター長に着任。

日本手外科学会認定専門医・理事。日本形成外科学会認定専門医。皮膚腫瘍外科分野指導医。日本マイクロサージャリー学会評議員。米国形成外科学会Corresponding member。米国手の外科学会International member。米国マイクロサージャリー学会Associate member。

私の手はなぜ痛いのか、
しびれるのか、曲がっているのか

2020年1月10日　第1刷発行
2020年1月30日　第2刷発行

著　者　平瀬雄一
発行人　見城 徹
編集人　福島広司
編集者　鈴木恵美

GENTOSHA

発行所　株式会社 幻冬舎
　　　　〒151-0051　東京都渋谷区千駄ヶ谷4-9-7

電話　03（5411）6211（編集）
　　　03（5411）6222（営業）
振替　00120-8-767643
印刷・製本所　株式会社 光邦

検印廃止

ISBN978-4-344-03560-7　C0095
幻冬舎ホームページアドレス　https://www.gentosha.co.jp/

この本に関するご意見・ご感想をメールでお寄せいただく場合は、
comment@gentosha.co.jpまで。